医者に復讐せよ！

氷川剛
著

風媒社

医者に復讐せよ！……………目次

序章　殺されてありがとうございます

愛する人を病院に殺された人々へ

いままであなたに見せていた笑顔がその顔からこぼれることはない。生きていくために必要だったはずの体液がその役割を終えて流れ出すのをせき止めるために鼻には綿が詰められ、周囲には遺体を火葬にするまで腐敗を防ぐためのドライアイスからの冷気が静かに流れ出ている。

返ってくるはずもない返事を求めて大声でその人の名前を叫びたい。

抱きしめてみたい。

そんなあなたの思いを妨げるかのように、親戚や友人たちが足早にあなたのまわりで葬儀の準備を進めている。

どうしてあなたは、そんなところへ来てしまったのでしょうか。

誰にそんなところへ連れてこられたのでしょうか。

運悪く、車で犬や猫を避けきれずにひき殺してしまった。そんな経験をしてしまったという人は少なくないと思います。しかし、ひき殺してしまったことを後悔して……

「あのときに避けていれば……」

「あの犬にはあの犬を頼りにしている小犬たちが待っていたかもしれないのに……」

と何年も後悔し続ける人はいないのではないでしょうか。

医師が、なんらかの過失であなたの大事な人を殺してしまった時も同じではないでしょうか。

犬や猫をひき殺したのと同じように……。

その時には良心の呵責を感じてしまったとしても……、家に戻れば妻や子どもの声が聞こえる日常があり、その日が過ぎ去れば、またいつもと同じように仕事をする。

そして、いつか忘れていく。

何年かが経ち、本屋であなたの横で偶然にその医師が立ち読みをしていたとしましょう。

あなたが相手に気づいても、相手の医師はあなたのことに気づかないでしょう。それどころかじろじろと自分を見つめるあなたの視線に不快感を感じ、にらみ返すかもしれません。

ひき殺された犬や猫のように……あなたが愛した人は殺した相手に忘れられていく。

あなたが今すべきことは何なのでしょうか。

いま、あなたのそばで眠る人にその答えを求めても、青白い顔になり二度と笑い顔を見せてくれない。その人は答えてくれないはずです。

あなたがその人の苦しみを、そして叫びを、そしてあなたの怒りを過失を行った相手に知らせない限り。

あなたの愛した人はひき殺された犬や猫のように……ただ忘れられていく。

人が人として扱われることが人権ではないでしょうか。

それは、たとえその生命が失われても守られるべきものではないでしょうか。

あなたが愛した人の死は、サーモンピンクの内臓が、雨に打たれ、野鳥につつかれ、人の記憶から消えていく猫や犬の死ではないはずです。

償う必要がないことが、あなたの愛した、そして今でも愛している人に行われたのではないはずです。

医療過誤などの、医師やその他の医療関係者の倫理感を疑わざるをえないような事件が、連日のようにテレビや新聞といったメディアを賑わせています。

このような報道を見聞きし、私たちは「信じることができない……」と、ただ独り言のようにつぶやき、そして「でも、信じるしかない」と、思い直すように言葉を続けてきています。

しかし、いったいこれは何と何の関係なのでしょうか?

誰だってわかることなのですが、これは「患者」と「医師」（医療関係者）の関係に他なりません。この関係は信頼で成り立っていると言われていますが、本当に信頼で成り立つという言葉を使うのが妥当な関係なのでしょうか？

ただ私たちは、信じるしかないから盲目的に信じているだけではないでしょうか？

筆者は、ある医療関係者から次のような話を聞いたことがあります。

ある五〇代半ばの重体の患者さんが危篤になり、明日にもその命の灯を消そうとしている時、同じく五〇代のその患者さんを担当する医師は明日のゴルフのために現場を離れたそうです。（その患者さんは、その日亡くなられたといいます）

これが信頼を結んだ関係なのでしょうか？　信頼で結ばれた関係ならば、何をおいてもその関係を優先し、自分のお遊びなどは二の次になるはずです。

ところが彼らは、私たちが休日にゴルフをするように……

私たちが休日に家族と暖かな日差しの中で語らうように……

私たちがどれだけベッドでのたうち回ろうと、いつものように日常を過ごす。

彼ら（医師）も休日を必要とする労働をしているのです。私と私を診《み》てくれている医師は特別な信頼関係で成り立っている。そう信じたい気持ちはわかります。全ての医師と患者の関係がそうあれば、それ以上に理想的な関係はないでしょう。それこそ信頼関係だと思えもします。

しかし現実はどうでしょうか？

筆者は、この本を書くにあたり多くの資料集めに奔走しなければならないだろうと覚悟をしていました。しかし実際にその作業に取りかかってみると、そのような努力は必要としませんでした。

朝の八時に起きる。そして眠たい目をこすりながら新聞受けに向かう。そしていつものように新聞を開く。当たり前の朝の光景。そして、開かれた新聞には、国際情勢、政治情勢、そして医療問題……。誰に取材協力を頼む必要もなく、基本的な医療を囲む諸問題の情報は朝、当たり前に開く新聞の記事に当たり前のように掲載されていました。それもそのほとんどが医療過誤の問題だったのです。（本書に出てくる多くの事例は、直接私が見たものや、新聞から拾い集めたものです。）

何かが継続されて行われ、そこに生活があれば、文化が生まれる。大工さんには大工さんの文化があり、魚屋さんには魚屋さんの文化がある。そして、大工かたぎや魚屋かたぎのような、その業種ごとの典型的なライフスタイルというものが生まれてくる。では、医療という業界の医師かたぎというものはどういうものでしょうか？　人格的にも優れ、頭脳明晰、愛情に満ちた尊敬の対象となるようなものなのでしょうか？（少なくとも私にはそう信じたいですね）。本当に私たち患者になる側の一般人が納得できるようなライフスタイルを、彼らは送っているのでしょうか？

本書を読み終わる頃には、〝私と私を診てくれるお医者さんは特別な関係にある〟と思うのはやめ、私たちの医師への期待はあまりにも淡く一方通行なものであり、この医療過誤という問題が明日にでも自分の身に降り注ぐかもしれないということを自覚されることでしょう。

そして、私たちが彼ら医療関係者を淡く切ない願いを込めて見る対象ではなく、消費者として向かい合わなければならない存在だと自覚したときにこそ、私たちは消費者活動の力を背景に自分の愛する人を、そして自分自身を守っていくことができるのではないでしょうか。

では、どうして今まで私たちが消費者になり得なかったのでしょうか？

その大きな原因は、基本的な医学知識さえ知る機会がなかったために、評価の基準を構築できなかったからではないでしょうか。（そのために一部の勇気ある人を除いて、たとえ殺されたとしても泣き寝入りするしかなかったし、殺されていたにも関わらず「ありがとうございます」としか言えない現状が今も続いているのです……。）

知識がなければ痛い思いをし、我慢する。

そんなバカなことはないでしょう……。

ルソーが見た医者

「医者が施す治療の少数の良い結果と、医者が殺してきた患者の数を秤にかけなければならない」

激しい言葉です。この辛らつなまでの批判を医者たちに加えたのは、誰でしょうか。皆さんが今読まれている本の著者である私でしょうか？　とんでもない！　私の文章にはそれほど訴える力はありません。この言葉が載っているのは『エミール』という教育に関する書物です。そして作者は『社会契約論』を書いたルソーという人物です。ルソーの名前を一度も聞いたことがないという人は少ないでしょう。

中学校や高校の教科書に名前が出てくる人物だからといって、私が自説を強化しようとここに彼の言葉を引用したのではありません。ルソーの生きた時代（一七一二〜一七七八）に医師がどう見られていたのか、そしてその見方を現在の日本の医学や医師たちを見るときの参考にするためです。

『エミール』という本の中には医学的な記載の間違いもありますが、これについては当時の医学の全体的なレベルが低かったということを考えれば、専門家でないルソーの間違いを非難しても仕方ないでしょう。彼の言葉で注目すべきは、彼が医師ではなく治療される側として冷静に医師や医学を見つめていたことでしょう。

死ぬまで庶民になることを憧れ続けた天才。その才能は哲学ではパリ革命、ナポレオンの思想、そして現代の人権思想の骨格となった『社会契約論』、文学では当時の大ベストセラーである『新エロイーズ』を書き、誰もが注目をしていた人物にも関わらず自分の子どもを孤児院に預けなければならないほどに生活は困窮していました。望めば巨万の富を得ることも彼にとってはたやすいことだったはずです。しかし、彼は庶民を愛し、庶民の心や生活が苦しみから逃れる術を庶民の中に身をおきながら考え抜きました。

ルソーはモーツァルトにも影響を与えるほどの音楽家でしたが、尿道に先天的な障害をもっていたために王室に音楽家として勤めることを固辞しました。演奏中にお漏らしをしたら恥ずかしいという思いからだったのです。

何とかその病気を治したいと思ったにちがいないのですが、「医学の助けに希望を感じるよりも、そのミスのほうが恐ろしい」と口にし、医師にかかることをかたくなに拒絶しました。「間違いのほうがおそろしい」――これは現在多くの医療過誤を目の前にしている私たちと変わりません。

「病より恐ろしいもの……それは死神を使って彼らが脅迫し、死を怖れる私たちに服従を誓わせようとすることである」。職業を行うだけの医師が生命を預かるものとして横暴を尽くす。これも私たちがふだんから目の前にしていますね。

今、私たちは日本の医療に大きな不満を持っています。そして、それが他人事であるかのように見逃してきています。そして自分だったらということは考えずに生きている。だが、多くの先進国ではルソーの生きた時代から医療への批判は続いています。ところが、この批判がこの国ではなかった。それが、批判を続けてきた国（医療先進国）の人々と私たち医療後進国に住む人間の差ではないでしょうか。

別にルソーのように書物を記せとは言いません。

痛ければ、苦しければ、叫び声をあげる。それだけでいいのです。そして、それが対等な者として医師と向かい合う道を歩むということではないでしょうか。

断章Ⅰ●解剖学教室より——ある人物の物語

寝台にあるのはいったい何なのだろうか？　もし、そこにあるものを見慣れていなければ、それを枯れ木と見間違っていたかもしれない。それを最初に見たとき、彼は言いようのない恐怖と嫌悪感からの吐き気しかもよおさなかった。

いつもの作業が始まる。

もとは目鼻だった場所が青白くくぼみ、決して、それが自分と同じように呼吸をしていた人間だとは思えないだろう。

そんな遺体の鎖骨のくぼみあたりに解剖医はふわりとメスを降ろすと、逆側の鎖骨まで緩やかなV字を描くように滑らせた。数分の一秒だけ黒い線がメスの後を追いかけ、追いつくとくたびれたジッパーのようにその遺体の内側が力なく開いた。

「薬のにおい?」

薬品を大量に投与されたためだろう、その開かれた場所から薬のにおいが漏れた。

「五感を使え。しかばねが自分に何を語ろうとしているのかを、耳を澄まし聞き分けろ」

解剖医は自分の師である医師にそう教えられてきた。科学者としての自分は師の高みに追いついたかも知れない、しかし、まだその声は聞こえてこなかった。

巨大なムカデが風雨から自分の身を隠すためにしっかりと枯れ木にしがみついているように見えるのは、手術痕。たぶんこの男性は何度も大きな手術を体験したのだろう。大きなムカデのような手術跡が何カ所も見られた。

解剖医は熟練の肉牛解体職人のごとく標本を採りやすいように遺体をさばくと、遺体の全体を見わたしながら「四〇歳男性。献体された方のものだよね」と言った。

献体とは、医学に理解があり自らの体を医学の発展のために捧げられた遺体である。医師に最後まで感謝を示し続けた人々と呼んでもよいだろう。

呼吸ができなくなり、それを補うための機械に接続するための処置、排泄を補うための処置。それらの医療的な処置を行った痕跡が認められる。生きるための処置である。また、そういった機材の関係から、おそらく担当の看護婦たちは患者のほうよりもそれらの機材に気を遣い、患者の体を転がすなどの処置をおこなわなかったのだろう、背中には真っ赤なやけどのような大きな床ずれができていた。

唇をゆっくりと押し上げてみた。乾燥し荒れた組織がお互いに引き離されるのを小さな力で逆らったが、ピリっという感触を伝えると青黒い歯茎をあらわにした。まだらに抜け落ちた髪。目には涙の結晶が生まれ、それがノリのようになり上瞼と下瞼を貼り付けている。

「いったい、この方はいつ亡くなられたんだ?」

解剖医が作業の手を休めずに器具を渡す助手に聞いた。

「先生、読まれているんでしょ?」助手はそう言った。

胃ガンで手術を受け、一年の闘病生活に入り、多臓器不全で死亡。そんなことはわかっていた。

「読んでるよ。ここに来たのは昨日のことだ。しかし何年も前に死んだようじゃないか…。どうすればここまで生かし続けることができるんだ」

「確かに凄い遺体ですね。でも〝事件〟じゃないでしょ」

この後にデートでもあるのだろうか。助手は、手を止めた医師に少しでも早く作業を済ませるよう、急かすかのような口調で言った。

そうだ。たしかにそうだ。私は事件性のある遺体の解剖を行っているのではない。治療を受け、感謝され、医学の発展のために献体していただいたご遺体から標本を取り出そうとしているのだ。そう思い、遺体に感謝の念を示そうと解剖医は遺体の顔を見つめた。

「もし私が死ねば、その体は医学の発展のためにお使いください」

枯れ木のような遺体がそう言って、乾いた唇をニッと歪めて笑っているように見えた。

次の瞬間、解剖医の頭の中で師の言葉が張りのある声でよみがえった。

「温かな血がこぼれぬように皮膚がある。ものをつかむのを助けるために爪はある。驚き悲しみ、全ての感情を全身に伝えるために小さな心臓は鼓動をうち続ける。しかしいつかそれらは衰え使命を終える。そしてその主もそこで生命を終える。それが自然死というものである」

その声を聞き、驚いて解剖医はつばを飲み込んだ。カチンという音がして握っていたはずのメスがタイルの床に音を立てて落ちた。

「大丈夫ですか？」

いつまでも作業に取りかからない解剖医のことが今度は心配になったのか、助手は声をかけると代わりのメスを解剖医に手渡した。

何年も前に死んだはずの師の声がまた聞こえた。あの明るく教室中に響く声で「自然死とそうでないものを見分けるのが私たちの仕事の一つだよ」と……。

額に冷たい汗が伝わり、その汗が目に入り解剖医は目をこすった。視界がぼやけ、解剖室がまるでかすみがかかったように見えたとき、遺体のほうから声が聞こえた。

「医学のために……」

師の声だ。しかし、その声は先ほどの声と違い、低く押し殺したような声だった。その声がするほうに視線を移すと、遺体の顔の上に無理矢理貼りつけたような師の顔があった。声もなくその表情だけで何かを告げようと、苦しそうな視線をこちらへ送っていたが、目の前のかすみが晴れるとすっと消えた。

「先生！　先生！」

助手が解剖医の肩を揺すった。

「大丈夫だ。少しめまいがしただけだよ」

解剖医は笑って言うと、遺体へと視線を移した。

「指がずいぶんと強ばっているな。これは死後硬直じゃないよ。見てみなさい」

解剖医は助手に遺体の指を指し示した。助手は、作業を早く済ませたい職業人から解剖医の弟子の立場に態度を切り替えると、師が指し示した指を見つめた。

「はい、なんだか神経質な感じで指が強《こわ》ばっているように思えますけど……」

「そうだろう、これで、最後までこの人が苦しんでいたことがわかるんだよ。溺れるときに何かをつかもうとする。それと同じだよ」

「最近こういう手をした人が、ここへ来ることが多いですよね」

弟子はそう言い終わると小首を傾げるような仕草を見せ、言葉を続けた。

「そういう人の死亡診断書って、ハンコで押したように多臓器不全と書いてありますけど……」

「この人はガンでは死んでいない。痛みと苦しみで死んだ」

「痛み死にですか?」

「そう、これは病で死んだのでもなければ、年老いて死んだのでもない。自然死じゃない。病院では、多くの人が自然死で死んでいないんだよ」

師が言い終わると弟子は寝台へと視線を向けた。そこには遺体と綺麗に取り分けられた内臓が照明の下で並び、静かに青黒く光っていた。

まるで冷ややかに笑っているかのようだった。

(追記)

日本の平均入院期間は、その期間が徐々に短くなりつつある欧米先進国と比べると二・七倍である。また入院治療中に支払われる治療費は、その病院の収入の多くを占める。

1

医者に殺されるな！

あなたはどうやって医者を選びましたか？

病気や怪我をしたから医者の所に行く。目的ははっきりとしています。では、あなたはその目的を遂げるためにどうやって医者を選んでいるのでしょうか？

1：近くにあったから

2：友人や知人に紹介してもらった

3：電話帳で調べた

4：子どもの頃から通っている

大体こんなものだろうと思うのですが、なんにせよ行った病院にその医者がいたということですよね。

ところであなたは自分の病院や医者の安全性について考えられたことはあるでしょうか？

安全性を考えろと言われても、町のうわさ話、病院の雰囲気など、あまり客観的でない情報しか手に入れられない以上、安全性を元にした病院の選択はできません。国外の例を挙げると、アメリカの一部の州などでは、どの医師が年間にどの程度の医療過誤を起こし、それは医学界全体の平均と比べてどのようなものかということまで一般人が調べられるようになっています。ところが、日本ではこのような情報は一切公開されていません。こうした情報公開が可能なのは、医師自身も自分がミスをしたと認め、公開する意志があるからこそでしょう。日本ではどうでしょうか？　次のある不幸な例を見てください。

口封じ

「富山県上市町の上市厚生病院（久保正院長）で、体内液などを排出するドレーンの差し替え後に大量出血した男性患者（六九歳）が腎不全で死亡。別の女性患者（八七歳）にも同様なミスを起こした」。ここからがミソになります。「同院はこのようなミスが連続的にあったことは、当事者に謝罪したことを理由に公表していなかった」。うがった見方をすれば当事者との示談交渉が済めばいいというのは、口封じに近い発想が根底にあるように私には思えます。実際、病院のこのような口封じの噂はみなさんどこかで聞かれたことがあるかもしれませんね。

「ミスをしても公開しない」。これじゃあ、私たちが自分たちの身を守るために情報を得ようにも得ることは不可能でしょう。日本では何十件もの医療過誤事件を起こした医師たちが大手を振って開業、もしくは勤務医として働いています。そして、もちろんそういった病院に何も知らずに通い続けている人たちもいるのです。あまりにも大きな過誤事件を起こしてしまった場合でも、土地を変え病院の名前を変えて営業している。

あなたの通っている病院は本当に大丈夫でしょうか？

ひょっとすると、新聞に載ったあの過誤を起こした医師があなたの手をにぎっているのかも知れないですよ。

どうもお腹の具合が良くない。そんな事態があなたに起こったと想像してください（ここでは男性を想定します）。

いつもの朝食があなたの前に並んでいます。ベーコンエッグ、コーヒー、トースト。なんだか見ているだけであなたは気分が悪くなってきました。

「どうも、昨日の昼ぐらいからお腹の具合が悪いんだけど……薬ないかな?」

ひょっとすると昨日の昼に食べ過ぎたと思いながらも、奥さんに自分の体調がすぐれないことを言うと、

「いま、薬は切らしてるの。高い保険代払ってるんだから病院へ行けば? そのほうが安いよ」

奥さんの言葉に今日のスケジュールを少し考えて、自分に空き時間があればあなたはこう言うでしょう。

「じゃあ今日は早く終わるから、職場の近くの病院に行ってくるよ」

ここであなたがどのような病院を選ぶかで、悪質な医師の獲物になるか、それともちゃんと自分の体の不調を治すことができるかの分かれ目になるのです。

では、危険な病院へ皆さんとご一緒しましょう。

あなたの薬

病院に行くと、どういう処置を皆さんは受けるでしょうか？　風邪をひいていたら注射や投薬、手足の骨を折ったりしていたらギブスをつけたり、貼り薬や腫れ止めの薬をもらったりしますね。それぞれの症状に合ったリハビリや手術、その他いろいろなことが思い浮かべられると思いますが、骨を折った人、お腹が痛い人、風邪をひき熱を出している人、どんな人にも共通して行われる処置と言えば医師から薬をもらって飲むことではないでしょうか？

生まれてこのかた病院なんか行ったことがないというようなよっぽど運のいい人以外は、薬をどういうふうにもらうのかという手順の説明は不要でしょう。ここでは、皆さんに病院へ行き薬をもらう時のことを思い出してもらい（症状はどんなものでもいいですよ）、医師から渡された薬を飲むという行為の中に、どのような危険性があるのかを考えてみたいと思います。

診察をした医師がカルテにサラサラと書いて一言。

「お薬を処方しておきましたので、帰りに受け取ってください」

そう言って、にっこりと笑って送り出してくれるかどうかは知りませんが、あなたはそこでその医師に「ありがとうございます」と言って頭を下げて診療室を出る。そして薬局や受付で薬をもらって家に帰って薬を飲む……。

ちょっと待った!!　今、あなたは何をもらおうとしていますか？　あなたの体を治すための薬のはずですよね。本当にそうですか？　人生はいつでも選択によって自分の歩む道が決まってきます。もしここで、間違った薬を投薬されたり、量が間違っていたりしたらどうなるでしょうか？　もう一度、診療室に戻って薬のことを聞いてみたほうがいいのじゃありませんか？

もし、薬のことをなにも聞かずに医師から薬をもらっているとしたら……。

風邪、頭痛、関節痛、そんな当たり前の病気を治すために、年に一度必ず病院で薬をもらっているとしたら……。

あなたが二五歳なら二五回。

あなたが三五歳なら三五回。

それぞれの年齢に応じた回数だけ薬をもらうという経験をしていることになります。

自分がもらった薬がどのような薬なのかを知らず、回数を重ねてきたわけですよね!!

もし、その薬が危険なものだとしたらどうなるでしょうか？

皆さんは、ふだんから新聞やテレビその他のメディアで薬の取り違えや投薬量の間違いによる悲惨な事故が起きていることを知っているはずです。

自分にはそういうことは起こらないという、漠然とした安心感で薬を受け取っているのではないでしょうか？

家族にも危険が！

ここに一つの例を挙げます。少々驚かれるかもしれませんが、投薬のミスにつきまとう危険性を認識してもらうために書いておきます。

皆さんは、妊婦さんが薬を飲む際には十分な注意が必要だということは、ご存じだと思います。けれど、その配偶者（夫ですね）や同居している家族が使っているだけで、身ごもっている本人が投薬を受けるのと同じように母胎に影響があり、健康で生まれてくるはずの赤ちゃんに障害が出てしまうかもしれない薬品が存在するということは、ご存じでしょうか？　該当される方がご自身で調べていただくために、敢えて薬品名は伏せますが（皮膚科の薬だとだけは言っておきます）、生活の中での数々の接触を通じて、投薬を受けていないはずの妊婦に投薬を受けたのと同じ効果を生み、ひいては母胎に影響がでる可能性がある薬ということもあるのです。投薬を受けている皆さんで、もしあなたのそばに妊婦さんがいる場合、必ず担当の医師にこう尋ねてください。

「私の妻が妊娠しているのですが、この薬品を使って影響はないでしょうか？」

たった一〇秒ほどの質問で、あなたは自分の愛する人とこれから愛されようとする人の苦痛を取り払えるかもしれないのです。絶対に忘れないでください。そうすることによってあなた自身も薬品自体の取り違え、投薬する量の間違いなどから身を守れるのです。

そのためには足を止めて回れ右。

詐欺師の顔色を見る要領で

診察室に戻り、さてここでその医師の顔色をしっかりと見てみましょう。

まずは、見送ったはずの患者が回れ右をして戻ってきて薬のことを聞いているわけですから、その顔には驚きの表情を浮かべているかもしれません。しかし重要なのは、その医師の次のアクションです。薬の説明に関しては保険から点数として引ける（薬の説明をするだけでお金になる）ようになっているのですから、説明をすればするほどに収入は増大するはずです。さて、ここでもし医師が答えに窮し、うっとうしそうな顔をした場合、その医師はどのような医師でしょうか？

一般の認識とは違い皆さんにとっては意外でしょうが、医師は薬の専門的な教育を受けていません。もちろん薬に関して積極的に勉強をしている医師も多くいるのですが、ここでうっとうしそうな顔をしたお医者様は、非常に高い確率で薬に関してあまりお勉強をなさっておられない可能性があります。

大工さんは、自分の商売道具の使い方を知らないと家は建ちません。ハンマーを手にとって、「これは、なんだっけ？」と言う大工さんはいません。では、薬のことを知らない医師は、あなたの病気を治せるのでしょうか？

もちろん来院した理由というのが、風邪や腹痛などの簡単な症状ならば、医師はマニュアルに沿った投薬を行えばいいわけですから、仕事は非常に簡単なわけです。ですが、そのような治療ならば家にある「家庭の医学」と常備薬で治ってしまうことがほとんどではないでしょうか？　ここで医師がプロフェッショナルとして行わなければならない仕事とは、別にあるはずではないでしょうか？

医師が来院した患者に対し結んだ治療契約は、患者の体に責任を持つということにほかならないはずです。つまり、投薬された薬に関しても、それぞれの患者の体質や環境を考えたうえで責任を持つということです。

報告しない医者

薬のことを聞いたときに不愉快な顔をした（責任を果たせない）医師の所には、もう二度と行かないほうが賢明でしょう。そういった医師は高い確率で薬を収入増大のための道具として考えているのですから……。

ここで余談ですが、こういった医師たちがよく口にする「薬効率」という言葉があります。さて、この薬効率の意味は何かというと、「薬がいかに効くか」ということではなく、「その薬でいくら儲かるか」という意味なのです。

医師の〝無知〟故になんらかの不幸に出会うということも悲惨な話なのですが、それ以上に問題なのは、学習しようとしない彼らの責任感ではないでしょうか？　そして、その責任に対する認識ではないでしょうか。

最近、それに関連するような話が新聞に掲載されていました。朝日新聞に掲載されていた記事ですから目にされた方も多いと思いますが、見逃された方のために、ここでその記事の見出しを紹介します。

「薬の副作用情報　病院に報告義務づけ」（二〇〇一年六月八日付　朝日新聞より）

医薬品による副作用の情報は、被害を最小限に抑えるために病院が製薬会社や厚生労働省にその症状を詳しく伝えることが必要だったのですが、その報告というのは義務ではなく、医師や病院の自発性に大きくゆだねられているのです。

「報告は自発性に任す」。このこと自体は責任を持った大人なら当たり前のことですし、「おかたづけが終わったら、ちゃんとお母さんに言うのよ」と言われた三歳児でもこなせるお仕事のはずなのですが、この本で問題にしている業界の方々は、どうもそれができないコマッタちゃんのようでして、お母さん役（わが子を愛おしみ、守る存在という皮肉もこめてこの言葉を使わせていただきます）の厚生労働省は総務省（隣の世話好きのおばちゃんということでしょうか）からこのような勧告を受けたようです。「法令を改正し、病院に薬の副作用に関しての報告を義務づけるなどの改善策を図りなさい」と。

さて、これでは少し言葉が難しいかもしれませんので、一部反感を持ってこの本をお読みになっておられるだろう業界の方々のためにお母さん言葉に翻訳してみますと、「あなたのところの子どもさんは、自分でできるって言ったから信用してお仕事を任せていたのだけど、どうもダメなようだから、次から無理にでも責任を持ってやってもらおうと思うのよ……」と、お隣のおばちゃんから苦情が来たということです。

ここでは、三歳児にたとえて（いや、彼らにももう少しプライドがあるでしょうから、もうちょっと年長さんの五歳児にまけておきましょうか）いますが、問題になっているのは、遊具箱のお片づけでもなければ、お母さんに見てもらっていなければできないおしっこの話でもない、人命がかかっている薬品の副作用に関してのことなのです。もし、自分が責任を持ち、人の生命を預かり、目の前でその薬品の副作用に苦しんでいる人がいたならば、ひょっとしたら同じ薬を使っている人がどこかで苦しむかもしれないと連想し、自発的に報告するのが当たり前なのではないでしょうか？

九八年から九九年までの間で一五企業（製薬会社）一一九件の医師による副作用に関しての報告状況を詳しく調べたところ、このなかで一二件が発生から半年を経過してのものだったようです。ひどい例では四年以上放置。もっとひどい例では製薬会社が副作用による被害を認めているにも関わらず、死亡後二年が経ってから報告された例もあったようです。

責任感がないから、勉強しない。
責任感がないから、副作用を報告しない。
あなたがもらっている薬は本当に大丈夫ですか？
しっかりと聞いてみましょう。

「いただくお薬のことなのですが……それはどういう薬なのでしょうか」

そうです。それでいいのです。そして続けてくださいね。聞くことは、いくつかあります。渡されようとしている薬が本当に必要なのかどうかを聞かなければなりません。病気を患いそれを治すために必要なのだから、渡された薬を飲むのは当たり前。そう思いこむのは、あまりにも危険が伴います。

日本の保険制度では、病院の報酬(医師の収入)は出来高制になっています。もし、患者の人権を考えずに医師が収入を上げようとすれば、必要以上に投薬を行う可能性が考えられます。けがや病気を治すという目的を持ち病院に来た以上、不必要な投薬まではいらないはずです。

ここで聞くべきことは、こうです。

「飲まなければ治らないのでしょうか?」

もし、あなたが単刀直入に聞けない人でしたら……少し言葉を足してみましょう。

「この薬を飲まなければいけないのでしょうか? 薬はあまり好きじゃないもので……」

それでも、聞けないようでしたら薬品名だけを聞いてください。この方法だと薬代は無駄になりますが、本やインターネットで調べればもらった薬品がどのようなものかわかると思います。

さて、ここで医師はなんと言葉を返してくるでしょうか。いくつかのパターンがあると思いますが、大体こんな感じだろうと思われるものをいくつかあげてみます。

薬のことを熟知している医師ならば、その薬がどのように効き、あなたにどうして必要なのかを説明してくれることだろう思うのですが……、もし何もわかっていない医師ならばこうでしょう。

「………」

今、あなたの目の前の医師はどのような顔をしているでしょうか？

飲んでもらわないと困る……って顔でしょうか？

この場合、飲んでもらわないと困るのは処方箋を書いた当の本人であることは間違いないでしょう。

こういう医師にかかっているとしたら、はっきりと言わなければなりません。

「結構です。薬はいりません」と。

「○○という薬です。これを飲んでもらうとこういう効果がありますよ。副作用は△△ですから、他の薬といっしょに飲まないでくださいね」。このように具体的に説明してくれたなら、まずはひと安心です。その医師は十分に薬のことを勉強していると思われます。

では、もっと細かいことをこの医師に聞いてみましょう。

まず、用量についてです。どれくらいの量をどういうタイミングで飲むのか、もちろんこれについては薬局でもらう袋に飲み方が書いてあるでしょうが、ここで医師にもちゃんと聞いておいてください。

糖尿病で殺されるな

さて、なんとか薬音痴の医者から逃げられたのですが、お腹が痛かったはずのあなたはいろいろな検査の結果、糖尿病だとわかりました。さて、そうなると通院です。

糖尿病と高血圧は日本の成人病でもっとも多い病気です。つまりこの病気の治療のために病院に通ったり、入院されている方は相当数に上ると思われるのですが、この場合病院での投薬でイタイ思いをするということはあるでしょうか……。

もし、あなたが糖尿病などの治療のために通院や入院をしているとしたら、闘病は当たり前のようになっているはずです。

あなたは、自分に投薬されている薬の量や種類をはっきりと知っていますか？

糖尿病の患者さんの治療では、インシュリン注射が当たり前となっていますが、これも投与法を間違えれば大変なことになります。インシュリンは体内の糖分を抑える作用のある薬品なのですが、これを過大に投与された場合には、必要な糖分を一気に奪います。この「低血糖」と呼ばれる状態にもっとも弱いのが脳です。疲れたときにチョコや甘いものを食べると頭がすっきりしたり、反対にお腹が減るとフラフラして頭がさえないということがありますね。このように私たちが体で実感できるように、実際、脳は「低血糖」に非常に弱いものです。

では、この薬品を間違って多量に打たれた場合にはどうなるでしょうか？

脳が一気に低血糖を起こし……、「脳死」というような状況にいたる可能性があります。

看護学校を出たばかりだというのにいきなり第一線。

注射さえ打てたら一人前。

そんな感覚で扱われている看護婦さん（最近は「看護師さん」と呼ぶそうですが）が、医師のへたくそな字で書かれた読みづらい指示書を読み違えて数十倍の量を注射してしまう可能性は、大きいような気がしますね（実際、そういう事件がありました）。

こういうことが起こらぬように、自分が定期的に投薬される薬品の量はしっかりと担当医に聞いておく必要があるでしょう。もちろん、しっかりとメモしておきましょう。できれば担当医に簡単なメモをもらうのがベストです（断る医者なら病院を変えましょう）。

もし、あなたが脳死にされたくなかったら、投薬の際にいちいちそのメモを看護婦に見せなければなりません。

メモせずに相手の看護婦さんに口で注意した場合、「ほんと……まちがってるぅ」なんてかわいらしい答えがこの白衣のお嬢さんから返ってくることは期待しないほうがいいかもしれません。相手は経験不足の上、多忙なお嬢さんです。

「そんなじゃまくさいこと……聞いたら婦長さんに叱られる」って思うだけかもしれません。

そして、まるでセクハラ相手をいなすように、

「大丈夫よ。さっさと済ませましょう」てなことを言われ、ブチュッと注射をされて数時間後には脳死！

そんなことになりたくなかったら、もっと慎重に声をかけたほうがいいでしょう。経験不足の女の子に声をかけるのは、まずお手紙からですよ。（あまり上品じゃないですね。この言い方は……）

「先生にメモしてもらったんだけど……」ここでおどおどする必要はないですよ。堂々と言葉を続けましょう。

「いつもの投薬量がここに書いてあるんだよ。もし、まちがえれば脳死になっちゃうから……。ちゃんと確認してくれないと注射は拒否するよ」

ここで、この経験不足のお嬢さんは、脳死という言葉を聞いて、自分の作業の重みを初めて感じ、婦長に相談しに飛んでいくでしょう。

担当医の字が汚い。看護婦が経験不足。

これだけの条件で死に至る過誤は起こるのです。いったいどうすれば自分の身が守れるかは、ふだんから考えておいたほうが良いようです。

備考：こんな危険性を秘めているものに、他にも高血圧の場合の血圧降下治療などがあります。

何も教えてくれない先生

糖尿病というのは、生活習慣病と呼ばれるほど食生活などの日常生活が原因となっている場合が多いのですが、自分の生活のどこに問題があるのかを発見し、それを改善することは一人ではなかなか難しいものです。そこで専門家が必要になってきます。ここでそういう専門家といえば、今あなたが通っている病院の先生ということになりますね。

医師はどうして先生と呼ばれるのでしょうか?

東洋医学について著述した日本最古の医学書と呼ばれている医書『医心方《いしんほう》』(九八二年)は、当時の医学生が医学を学ぶための教科書のようなものです。この本の中には、さまざまな病気の治療法が収められています。治療法として「栄養をとる」「食べ過ぎない」「季節の変わり目には注意をする」などといった、生活に密着した助言を行う治療法がこの医学書に多く記載されています。このことから、いろいろな病気の治療法が確立されていない大昔から有効な治療法が食事や生活習慣を改めるということであった、そして、その助言を平安の頃の漢方医が患者に行っていたということが想像できます。つまり、日本において医師という職業と教育(助言者)というものは、この職業が生まれたときから一体だったものと考えても良いでしょう(これは、日本だけのことではありません。『医心方』のご先祖様であるインドの古代医学書『アーユルヴェーダ』においても同様の助言をその中で行っています)。だから、彼らは教育者と同じように先生と呼ばれるようになったのでしょう。

古代ギリシャ時代にコスのヒポクラテスという人物がいました（後述する「ヒポクラテスの誓い」という、医師になる際に誓う言葉を作ったとされる人物）。この人物が西洋医学のご先祖様だとされているのですが、彼は、当時の教育者であるソフィストと呼ばれる人々から多くのことを学び、医学的な助言を行うものとして医師という職業を開拓しました。福沢諭吉の師である緒方洪庵（一八一〇〜六三。江戸末期の蘭医）も西洋医学者であることを考えると、西洋医学においても漢方医と同様に医師に教育者としての能力を求め続けてきたと考えても良いでしょう。洋の東西を問わず、古代から医師の教育者としての能力は求め続けられてきた。

ところが、現代の日本の医師たちはどうでしょうか？

病院へ行けば五分診療、こちらが質問でもしようものなら不機嫌な顔をして「早く帰ってくれよ」と言わんばかり。ブスッとした顔をした医師の前で私たちは気を遣い、医師の顔色をうかがっている。私たちが先生と呼んでいる人は、本当にそう呼んで良い人物なのでしょうか？

病院に行き、そして帰る。その時あなたの頭の中に、いったい何が残っているでしょうか？

その病気の治療に対する知識、自分の体の状態が知識として残っているでしょうか？　ほとんどの場合はそんな知識は与えられませんよね。でなければ、「わたしはこうしてガンと闘った」「糖尿病で食べても良いお菓子」なんて闘病生活について書いた本がこれほど売れるはずはないのですから。

米国に住むある女性からこんな話を聞いたことがあります。彼女は腹痛のために病院へと向かったそうですが、医師は問診をし、聴診器をお腹に当てるなどの一連の診察をすませると、延々と彼女の食生活やその他のことに助言を与え始めたそうです。

彼女はきょとんとして、その医師の言うことを呆然と聞いていたのですが……、「君はメモも取らずにいったい何を聞いているの！」と怒られたそうです。まるで、学校で先生に「おまえはノートも取らずにいったい何をしているんだ！」と怒られるような感じでしょうか。

さて、どうでしょう。あなたの先生はあなたに必要な知識をちゃんと与えてくれているでしょうか？

自分の体のこと、自分が不快に思っている病気の知識を、ちゃんと理解できる形で教えてくれない職務怠慢な先生様のところへは通わないほうが良いでしょう。

インフォームド・コンセントの現実

長らく病院に通っているのに、一向に糖尿病が良くならない。医師の指示に従って生活も改善したのに……。

なんだか無駄に通院が続いているなあって感じだした頃、あなたは突然医師から近々手術を行うと宣告されました。

「えっ、手術！」。あなたは口があんぐり。

「そんなこと聞いていませんよ」。そう言うあなたに医師は「いいえ、病状については説明してきましたけど」と冷静に言う。

えーと、確かに何か言われたよな。なんだか難しい言葉を並べられて最後にもう少し様子を見るって言われたけど……。

さてさて困ったものです。専門家の言葉って本当に難しいですよね。相手は言った。確かに言っていました。でも理解できない言葉だったんですよね。それを理解できなかったあなたが悪かった？

いえいえ、そんなことはありません。

「インフォームド・コンセント」という言葉は、当たり前のように耳にするようになってきました。インフォームド・コンセントとは、医師がしっかりと患者に病状を説明することだというのは、皆さんご存じだと思います。しかし、この言葉の厳密な意味はどのようなものでしょうか？

「インフォームド＝説明、コンセント＝同意」。字義通りにとらえれば、このようになります。「インフォームド・コンセント」が「説明する」ということだと知っていても、案外、同意という意味を含んでいたとはご存じない方が多いのではないでしょうか。実際に現場で行われていることはどうでしょうか？　ちゃんとその意味通りに、「説明と同意」があるのでしょうか？

では、ここで糖尿病になる前、最初のお腹が痛くなった朝に戻ってみましょう。

トーストを前にしていたあなたは突然の激痛に襲われます。どうしようもない痛みです。冷や汗がだらだら流れて……。

救急車が呼ばれ、あなたは病院にかつぎ込まれました。

説明されたかな?

「えーと……このおなかが痛いのは○○という病気ですので、これからこれこれという処置をして治していこうと思います」

まず病名の説明です。腎盂炎、移動性盲腸炎etc……病名というものがいったいどれだけあるか知りませんが、その無数にある中から一つを選択すると、まずは病名(病名というものは、病理学という科学から生まれるのではなく、時として医師が経済的な目的のために生み出すこともあります。一時期は登校拒否を「精神病」としていた時期もありました)を告げられ、次にどういった処置をするのかを告げられるのですが……、

病名、処置名を並べられたってわかるはずないですよね。本来「説明」とは、相手が理解することを意味する言葉です。医師にしてみれば、ふだん当たり前に使っている言葉であっても、こっちにしてはちんぷんかんぷん。で、いきなり手術ですって言われようものなら、もうパニックを起こすしかありません。後は、まな板の上の鯉のように言いなりになるしかできませんよね。そんな状態で説明もクソもないもんです。

医者が何を言っているかわからなければ「説明」を受けたことにはならない。当たり前のことです。

盲腸で殺されるな

「盲腸炎ですね。緊急に手術を行います」

盲腸炎（アッペ）は日本で行われる手術で最も多いほうに分類される手術なのですが、どうでしょう、皆さんのお腹の中にお母さんからいただいたこの盲腸という器官はまだ残っているでしょうか？　もし、ないようでしたら思い出してください。あなたは、盲腸と診断された時にどのような説明を受けたでしょうか？　これから書くのは最悪のパターンなのですが、あなたはどうでしたか？

ある朝にお腹が痛くなり、病院に行き、血を多少採り、診察室に入ったとたんに「盲腸」と言われた。本来ならするべきであろう超音波検査などは受けずに、血をちょっと採られ白血球が多いということで盲腸に決定！　それで盲腸を取られたうえに、一週間から二週間の入院。

盲腸（虫垂）という器官は、腸の一部が退化したようなものであり、生きるために特別必要なものではありません。もし深刻な炎症を起こしているとしたら摘出するのが良いのでしょう……しかし、あなたの盲腸は本当に摘出の必要性があったのでしょうか？

必要な検査を行わずに盲腸炎と決めてしまった医師の、このときの心の動きを見てみましょう（テレビなら放送禁止の部分ですね）。

「ベッドの空きが多いなぁ……ベンツのローンも残っているし……」

あなたがお腹を押さえながら診察室に登場。

「おっ、腹痛の患者だ！」

「白血球が多かったらチャンスだぞ！」

「ベッドも埋まるし、手術代も入ってくるぞい」

「頭が痛かろうが、手が痛かろうが、関係ないもんね。それよりローンの支払い」

さすがに高学歴！　だてに理科系の大学は出とりません。

小学校から暗算は得意でいつも一〇〇点‼

先生にはいつもほめてもらえたし……

医師の頭の中ではここぞとばかりに電卓が高速で走っています。

ここであなたが納得すると……、

「おっ、納得したぞ」

「しめしめ、次は同意書、同意書」と思うや、何か細かい文字で書かれた書面をあなたに手渡します。この「同意書」という文章はインフォームド・コンセントが行われ、十分な理解を得て、あなたがこの後に行われる入院や手術などの処置に納得したという「承諾書」になるはずですが……。

あなたに盲腸がないとしたら、このインフォームド・コンセントを受けたということです。もし、あなたが私の書いたような文章の流れ（超音波検査などをはじめとした必要な検査を受けていない）によく似たプロセスで、お腹の中にあったはずの盲腸が消えているとしたら、いったいどこでインフォームド・コンセントを受けたということになるのでしょうか？

いきなり入院。

いきなり手術。

それも緊急入院。

緊急緊急で同意書に署名させられた。いったい、緊急は誰の緊急だったんでしょうか。この例に挙げた医師の場合だと、ローンの支払い期日が迫っている医師こそ緊急だったんじゃないでしょうか。

盲腸炎は国民病？

ここでは、皆さんがもっともなじみのある（変な表現ですね）盲腸の摘出を例に挙げていますので（一説では日本国民の一五人に一人がこの病気にかかり、その処置を受けているそうです）、この手術がどうして私たちにこうも身近になってしまったのかを考えてみましょう。

「盲腸炎」、たぶんこう聞くと、盲腸という器官が炎症を起こしていると思われるかもしれません。実際この盲腸というのは器官そのものではなく、大腸という器官の始まりの部分（先っちょ）を指します。ここにぶらさがっている変な虫のよう形をしたものを「虫垂」と言うのですが、この部分が炎症を起こすことを一般的に虫垂炎と言います。つまり、私たちが一般的に使っている盲腸というのは俗称なわけです。さて、この虫垂という器官が炎症を起こす原因は、はっきりとわかっていないのですが、糞石（字の通りウンチが固まったやつです）が虫垂に詰まることが原因ではないだろうかと、現在は考えられています（他にもウィルス説などもあります）。

この虫垂炎という病気の場合、炎症のレベルに応じて次のようなレベルがあります。（医学用語って難しいですよね。下のカッコ書きだけを読んでいただければ結構ですよ）

Ａ　カタル性虫垂炎（薬で治るモウチョウ）
Ｂ　蜂窩織炎性虫垂炎（取りましょうのモウチョウ）
Ｃ　壊疽性虫垂炎（命が危ないかもしれないモウチョウ）

このほかにも、一部の医師の経済的目的から特別レベルが用意されているようですのでこれを仮にＡ１と呼び、ここで新たに加えます。

Ａ１　虫垂炎ではない（医者が儲かるモウチョウ）

盲腸を患っていない方が、運悪く腹痛になり病院に行ったとしましょう。

「白血球が多いですね。手術です。入院の準備を始めてください」

「早く切らないと腹膜炎を起こして大変なことになりますよ」

それが真実なら選択すべき道は手術による処置であることは間違いありません。しかし、もしあなたが盲腸を手術された方で超音波検査を受けなかったとしたら、このA1というレベルだったかもしれませんね。

もちろんAの方でも超音波検査をされたうえで「薬でも治りますけど、後のことを考えると切ったほうがいいと思いますよ」という大変すばらしい理由で切られた方もいるでしょう。A1からCまでの人間が虫垂の摘出の対象になっているのですが、ここで問題として皆さんに考えていただきたいのは、〝切る〟という意志を誰が決定すべきかということです。もちろん患者自身が選択すべき事柄のはずですね。ところが、切るという意志決定は実質的に医師が行っているのではないでしょうか。

どちらにせよ病院を替えるか（できますか?）、医師が選択肢を与えないかぎり、私たちに決定権はないわけです。

「いいじゃん、別に切って悪いもんじゃないし、命に別状があるわけでもないし……。後々に痛くなると考えると……」

虫垂自体は盲腸の一部が退化し利用されないものですから、こういうふうに思われる方がいるかもしれません。

しかし、白血球の多さだけで盲腸と判断されたＡ１の方の場合、他の病気だという可能性はないでしょうか！

殺人病院からの脱走

これからご紹介するのは、ある虫垂炎と診断された女性の話です。

「大変です！　盲腸です」と言われ、入院と手術を勧められ、入院を決めて明日（気の早い先生ですね）にも手術をすることになったのですが、そこで姉に子どもの世話をしてもらおうと電話をしたところ……、

「何をゆうてるん。ちゃんと検査をしてもうたん？」

「血を採ってもらったんやけど……」

「そんなんやったら、あかん！　ちゃんと検査を受けないとあかんで！」

「なんでよー、じゃまくさいやん！」（みなさんも多くの場合こう言ってしまいませんか？パニックを起こしたり、じゃまくさがったりしてはいけません。自分の命ですから……）

「どうしたらいいのん？」

「他の病院へ行くんや」

この女性の姉は、体が弱いために若い頃から病院によく通っていたそうです。ちゃんとした

検査のうえで手術を妹に受けさせたい。彼女自身きっちりとした検査がどのようなものなのかをわかっていたのかどうかは定かではありませんが、「経験」というものはここでものを言うのです。

〈医者の判断の速さ〉

〈その割に妹は元気そうに電話をしてくる〉

たぶん、こんな条件がこの病院の手術を行うまでのプロセスに疑問を抱かせたのでしょう。

「なんでよー。他の病院に行っても同じ結果やったら、ここで切ったらええやん。同意書も書いたし、旦那のサインももらったで！」

「盲腸ぐらい」という気持ちから早く治療をすませたい妹と、漠然と妹が手術を行おうとする病院に不信感を抱いた姉は、お互いの気持ちのぶつかり合いで、まるで喧嘩になりそうでした。

姉はフーッと息を吐き出すと、さとすように言葉を続けました。

「あんなぁ、そんなに今、痛いわけと違うやんか」

「そうや」

「だったら、どうしてすぐに手術するん？」

「う………ん」

妹が冷静に考えようとしだしたのを感じた姉は言葉を続けました。

「あのなぁ、痛くないんやったら他の病院でも診てもらったほうがええよ」

さて、この姉妹のことの顚末はどうなったでしょうか。

結局、妹は姉の言うことを渋々聞き入れ、他の病院で診察を受けるのですが、姉と一緒に行った病院では、血液検査だけではなく超音波やその他の検査を行い、検査だけでも一週間の時間を要しました。

すぐに手術しないと駄目→一週間の検査
これは大きな差ですよね。ひょっとすると二度目に行った病院で姉が前の病院での対応に不平を言い、「ああ、こりゃうるさいのが来た」ってな具合で入念な検査を行ったのかもしれませんが、姉が漠然と感じた不安は新しく行った病院ではっきりとしたものになりました。

診断結果は、虫垂炎と似ても似つかない婦人病でした。

もし、これで盲腸の手術をされていたらどうなっていたのでしょうか？

盲腸を取ったはいいが、まったく痛みの原因と違うものを取り除くわけですから、絶対に治っていませんよね。

そして、

「あのぉ、まだ痛いんですけど」と言えば、また、検査。

「おや、違うところですね。今度は……」で、また、手術。

こうなると、そう言ったお医者さんはなかなかの商売人ですね。しかし、商売人のセンスなどは持ち合わせていませんから、財布の中を見通す力までは持っていないし、ただ欲の皮が突っ張っているだけで、おまけに人を傷つけることなんか、なーんとも思っていない。ここを切ればいくら儲かるかの計算だけ！　人肉屋さんってとこですかね。皮肉はここまでにしておきましょう。

もっと重要なことは、この女性が盲腸の手術の後に渡される痛み止めや炎症止めの影響で、本当の病気の治療が遅れていたら命に関わっていたかもしれないということですね。くわばら、くわばら。（注：あなたの命がなくなっても医師の懐にはお金）

インフォームド・コンセントとは、本当はどういった治療がこれから行われるかを知らせるという行為のはずですが、一部の医師の手にかかれば、「同意書」さえ取れればＯＫ、説明なんかしなくたっていいよって具合ですからね。

もし、ここで変な「同意書」にでもサインしてしまえば、まるで悪徳商法に引っかかったようなものです。しかし、同意書が法的にあなたを全て拘束するかというとそうではありません。得体の知れないセールスマンに引っかかったときには、法的にクーリングオフという手法で自分の不利益を回避できます（契約を解除できる）。それと同じように、怪しいなと思えば病院で行う治療でも、どたんばでキャンセルできるのです。当たり前でしょう、命がかかってるんですから。

もし、最初に行った病院で手術を受けると決定したときには、他の病院へ行くか行かないかに関わらず医師に必ずこう言ってください。

「他のお医者さんにも意見を聞きたいので、私の検査書類を渡していただけますか」

できれば、検査の前にこう言えばベストなのでしょうが、手術の直前でも大丈夫でしょう。

この言葉ひとつで、医師は「この患者にやばいことはできない」と警戒感を強めます。

はっきり言ってこれは、脅しです。しかし、そうじゃないと欲の皮の突っ張った連中から自分の身を守れないのです。

私たちを取り囲むもの

自分の都合によって病気でもないのに臓器を切り取ろうとする。この都合という言葉には、医師の能力が欠如しているという意味も含まれますが、健康な臓器がどのようにして切り取られていくのか……少し耳を傾けていただきたい話があります。これから書くことは特殊な環境の人々の身の上に起きていることです。この文章を読まれている方の多くには関係のないことかも知れません。しかし、私が皆さんに知っていてほしいことなのです。

だんだんとお腹が痛くなってきた。生理の前兆だ。しかし、この痛みも来月からは来なくなる。

この話の主人公は重い障害を持った若い女性です。「それなのに生理？」。一部の人にはそんな疑問を持たれる方もおられるでしょう。ベッドの上で一生を過ごすような重い障害をもっていても、女性として生理が起きる機能が健全ならば、普通の女性と同じように生理は訪れます。


「ねぇ佐知子ちゃん」

先月の生理の時、施設の人が生理の介助をしながら佐知子に声をかけてきた。

「隣の君子ちゃんは、もう摘出したんだって」

施設の女性職員は隣室の君子ちゃんが子宮を摘出したことを告げ、そして言葉を続けた。

「ほんと、君子ちゃんはエライよねぇ」

そう言うと佐知子のほうを見た。そう、女性職員は自分が行う介助作業の源になっている佐知子の子宮を摘出することを促しているのである。

このまま、ずっとベッドで寝たきり……。恋をしてエッチをするなんてことはないかもしれない。佐知子にもそんなことはわかっていた。でも、摘出してしまえばそんな夢も消えてしまう。佐知子がそんな考えをめぐらせていると、女性職員は何も答えない彼女にいらだったのか、まるでお漏らしをした子どもの性器を怒りながらふき取る母親のように、乱雑に生理介助を終えた。

「あのね佐知子ちゃん、お父さんやお母さんもそのほうがいいって言ってたよ」

次の日の介助の時に施設の人は佐知子にそう話を蒸し返してきた。たぶん、電話をして、逆らえない父さんや母さんから承諾を取りつけたのだろう。そして施設の人は言葉を続け「君子ちゃんはエライよねぇ」と言った。

この人は父さんや母さんの許可を得ている。私に生理があったって何の意味もない。施設の人たちも私の介助が楽になる。どんなふうに考えたって子宮は取ったほうが良い。わかってる！　わかってる！　でも……。

その後の佐知子の介助は、どんなものも後回しになった。そしてこれみよがしに隣の君子ちゃんの所からは施設の人の笑い声が聞こえるようになった。

「わたし次の生理が来たら摘出するね」

それからしばらくして、佐知子は施設の人にそう言った。施設の人はそれを聞くと嬉しそうな顔をしながら「佐知子ちゃんもえらいわねぇ」と言った。

それから一カ月が経った。彼女にとっては最後の生理がやってきていた。

六月、梅雨。ベッドから外を眺めると、雨が窓をたたき、佐知子に雨の音を聞かせていた。

彼女は雨音を聞きながら考えた。まるで詩のように雨音にあわせながら。

雨は自然なもの。

外に出られない人がいるからって、誰も雨を止めようとする人はいない。

ダムや森や田んぼにだけ雨が降ればいいのにって言って、怒って雨を止めようと言う人はいない。

でも、私の生理は人に迷惑がかかるから止めなくっちゃいけない。

同じ自然から生まれたものなのに……。

施設の人が入ってきてうっとうしそうな顔をしながら彼女の生理介助を終えると、「来月からは楽になるね」と無表情に言った。雨が激しく窓をたたき出すと、雨に濡れたことのない佐知子の顔に、初めて雨が打つかのように目から涙があふれ顔を伝った。

「同意があれば摘出しても良い」
いったいその同意というものはどのような同意なのでしょうか。重い障害をもった女性に対し、一部の施設は生理が始まれば子宮を摘出するというまるで流れ作業のような処理をしているようなのです。もちろん、この手術をするのは医者です。
生理が始まる↓（真意ではない）同意を得る↓子宮を摘出する＝施設の職員は楽になる＋真意を確認しない医師の懐には現金が入る
一部の人は、ひょっとすれば介助が楽になるから摘出は仕方ないと思われるかもしれません。

そういう人々に私は質問をします。

もし、介助が楽になるのならば、食事を与えなくても良いのか？

もし、介助が楽になるのならば、障害のため不規則に動く邪魔な手を切り落としても良いのか？

もし、介助が楽になるのならば、痛みを感じ叫びをあげさせる脳を摘出しても良いのか？

五体不満足という免罪符

「障害をもっている人でも私たちと同じように生きていける。障害をもち不幸なのは個人の問題である」

もし、このような帰結に行き着いてしまうと、本来ならば社会が真摯な態度で受け取らなければいけない多くの人の叫びも、個人の弱さから出た泣き言だと捉えられてしまう可能性が大きいように思えます。

また、ふだんから多少関心を持っている人も、「ああ、障害者の人は自分の力で幸せになろうと思えばなれるんだ」という障害の程度や環境を無視した考えに陥り、自分は何もしなくてもいいという免罪符を与えてしまうことになるでしょう。例えば中国の人が日本軍の中国支配は正当だったと書けば日本軍の残虐行為に手を貸していた、あるいは傍観するだけの間接的な協力者だった人たちは我先にその本を購入するでしょう。つまり、自分に責任はないと言ってくれる免罪符のような存在ですね。そのような意味で、大ベストセラー『五体不満足』という本は、無関心を決め込んでいたり、障害者の介助等に大きな煩わしさを感じている各種の団体職員にとっては免罪符となっているのではないでしょうか。もちろん、この件に関して著者の乙武君には何の落ち度もありません。ただ、世間が許しを求め、反省的な行動を避けているに過ぎないのです。

この話における子宮摘出に関してもそうですが、社会の人権意識とは最終的に自分の元へとはね返ってくるものです。そのことを、皆さんにしっかりと自覚していてほしいのです。安易な免罪符を受け取らずに、できる限り苦しむ人の真の姿を見つめる。どこかで誰かが苦しんでいる。見えているはずなのに見えないフリをする。そういうことをあなたがくり返せば、いつかあなた自身が苦しむときに、あなたの苦しみは誰にも見えないものになっているのではないでしょうか。

名医に殺されるな

名医と呼ばれる人間の中には、自分の名誉欲だけで危険な手術を行う輩もいます。そういった医師は、自分で自分のことを〝スーパー外科医〟などと、手塚治虫の漫画「ブラックジャック」のように呼んだりしています。このスーパー外科医と自称する人物たちが、どのようなことをして自分たちを他の人間から〝スーパー〟と呼ばれるようにしているか、ここで一つ種明かしをさせていただこうかと思います。

国外では普通に行われているにもかかわらず、日本では行われていない手術や治療というものは案外多く存在します。そんな手術は、もちろん大きな病院で十分な検証が済んでいないために行われていないのです。にもかかわらず、この自称スーパー外科医たちは本来ならスタッフを組み、計画を立て、十分に研究をしたうえですべき治療を安易に日本に持ち込み、聞きかじりと思いこみだけで患者さんに試します。それも、余命が後半年というような状態の患者さんに行うのです。

患者さんを目の前にして、「これこれこういった治療法がありますよ。もし、この治療法が成功すれば……」と耳元でささやくわけです。するとその患者さんは、どう反応するでしょうか？　皆さんが自分の立場になればどうされますか？

「ええい、生きられてあと半年、運が良ければ健康が取り戻せる」

そう考えて治療を受ける方がほとんどではないでしょうか？

しかし、よくよく考えてみれば、別にその医師でなければ行えない治療ではないということがわかるはずです。国外へ行けば、そういった治療のエキスパートがいるのですから。しかし日本では行われていない……となると、やはり〝スーパードクター〟の治療を受けなくてはならない。こうして、患者さんの選択として、「殺されても当たり前」というところから治療がスタートします。で、何人かぶち殺しておいて、ああ、ここを触わると死んじゃうんだってな具合で、スーパー外科医様は学習をなさるわけです。それで名誉を手に入れる。殺された人は教材だったわけですね。

さてさて、みなさんの中には、それしか治療法がないなら仕方ないじゃないかとお考えの方もおられるかもしれませんが……ここで「ちょっと、待ったぁ！」と私から言わせていただきます。

研究機関の付属しないような病院で行われる革新的な治療法とは、あくまでも大病院を出し抜いてやろうとして行っている治療法がほとんどです。本来ならしかるべき臨床的な実験と研究を重ねることによって行われるべき治療法が、そう安直にできるはずはありません。大学病院などではこのような治療法を行うに際しては、その治療法によって生命や健康に影響が出ないと思われるような患者さんから徐々に始め、だんだんとリスクの大きな患者さんへの治療へと移っていくはずです。あるいは、国外などでそういった治療経験が豊富な研究的な機関へ研究員を派遣、留学させてから行うはずです。

ところがスーパー外科医様は留学もしなければ、リスクの少ない患者さんから治療を始めるということもしません。いかに早くその治療法を国外から輸入するかが成功の秘訣なのですから、研究や留学なんてかまっていられたものじゃありません。もしも、そういう人間（スーパー外科医）を認めてしまうと、地道に研究していたチームが他にいたとしても大学からその研究費を認められなくなり、ひいてはその治療をどう行うかといった具体的な医師への教育まで考えたプロジェクトがそこで消え去り、スーパー外科医様の専売特許になるだけで、多くの人が恩恵を受けられる治療法ではなくなってしまうでしょう。ある人物の欲のために犠牲を生み出しただけということにもなりかねません。私たちが本当に求めるべきことは、安全な治療をより多く日本に持ち込むこと、そして日本で治療法を開発してもらうことのはずです。そのためにはスーパー名医など必要はなく、きっちりとした研究体制を日本でも作り出すべきなのではないでしょうか。

エイズという病気があります。この病気自体は、日本ではそれほど発症例は多くないのですが、国家がこの研究に与える研究費は莫大なものです。ところが日本人の国民病ともいうべき肝炎などは、この数分の一の研究費というありさまです。たぶん、研究を中心とした医師たちには、国際的な評価が高いエイズのような研究をしたがる人間が多いのでしょう。国家が国民から税金を取り医学研究に研究費を投入しているのならば、国民のための医療研究をもっと重視してほしいものです。本当に必要とされているところに研究費が回らない。そんなところにつけこんでいるのがスーパードクターたちなのです。

日本の医療研究が腐っているから無駄にスーパードクターたちによって屍を積み重ねているのです。

経営の苦しい病院を見抜く

経営が苦しい病院ほど医療過誤を起こしやすいという傾向は、非常に強いようです。こういった経営状態の悪化した病院が医療過誤をおかす原因は二点あるのですが、まず、人件費削減を原因とした場合を見てみようと思います。

経営が悪化した場合、多くの企業と同じく病院でも人件費の削減を行おうとします。その時に看護師、薬剤師をはじめとした現場でもっとも忙しい人たちを切り捨てているために、患者の取り違え投薬や処置などの人員不足を原因とした医療過誤事件が起こる可能性が非常に高くなっています。どうして治療に絶対必要であり、過誤などを起こさないために必要な定員を削減してしまうのでしょうか。

病院は収支を得るために、医療行為によって利益をだしています。この収支の流れを簡単に見てみましょう。そこから危険な定員削減のメカニズムがわかるように思えます。

まず、患者さんがやってくる。そして受診し、そこでカルテが書かれ、患者さんと医師の間で医療契約が結ばれます（カルテを書いた時点からこの契約はスタートします。医師はその患者さんの治療に関して責任を持ち、患者はその治療に対し金銭を支払う）。医師はこれ以降、患者さんに必要な検査や治療を行うことにより、患者さんから治療報酬をもらうことになります。

その治療で報酬が一万円だとすると、ここで報酬として受け取った一万円は看護師、理学療法士、薬剤師の給与をも含んだものになります。

つまり、病院での収支の活動のほとんどは、医師を中心とした構造で成り立っているということです（医師が診断しなければ、その病院なり診療所はなんら収入が得られないということです）。

こうした構造の中でもし、医師が自分の利益にだけかなった組織運営に走った場合、いったいどこを経費削減の対象にするでしょうか？

もちろん自分の利益を守るためには、自分の懐が寒くなるような方法を取るはずはありません。どこを削ればいいか……それは必然として、病院としての業務を維持するために患者さんが払っている医療報酬に含まれる看護婦さんの給与や人件費になってきます。では、人件費を削減された医療機関はどうなってしまうのでしょうか？　常識的に考えれば、人員不足による看護婦さんをはじめとした現場で働く人たちのオーバーワークとなって表れます。そこから薬品の取り違え、処置の取り違えなど、諸々の医療過誤を起こす危険性が増大してくるのです。悪質な病院では経営が悪化すると、危険を承知のうえで、厚生省などで決められた現場で必要な人員の確保すら行わず、人件費を削減しはじめます。この悪質な病院というのが、少数派ではなく、経営が悪化した病院では多数派を占めるのです。

もしこのように過度の人件費削減が行われた病院で、人材不足を原因とした医療過誤が起きると、直接過誤を行ってしまった当事者である看護婦さんなどの責任が問われるのでしょう。しかし、ここでもう一度皆さんに考え直していただきたいことがあります。

法律用語に〝未必の故意〟という言葉があります。この言葉の意味は「何らかの過失行為が行われたときに、それが行われるかもしれないと予測しうるならば、予測したにもかかわらず回避を行わなかった者には、防ぎようのない過失を問うのではなく故意による犯罪を起こしたものとして処する」というものです。では経営が悪化し人材不足に陥った病院内で医療過誤が行われた場合、果たして病院の経営者に〝未必の故意〟は問われているのでしょうか？

答えはいたって簡単です。

NOです。

何十件も過誤事件を起こそうと、のうのうと病院を開業し続けることができるのです（不要な子宮摘出などを多数行い社会問題化したT産婦人科は、現在も名前を変え開業しています）。

悪質な過誤事件を起こしても、上手に立ち回ることができれば医師免許は取り消されない。責任を問われることもない。私たちは自分の命を預けている医師たちが、そういった特殊な業界に属しているということを忘れてはならないでしょう。

みなさんの周りにも、看護婦さんなど医療関係に従事されている知人がいると思います。その人たちの中で、もし自分が勤務する病院の愚痴を言う人がいたら、一度こう問いかけてみてください。

「十分にお休みですか？」と。

そう問いかけられた方は、たぶん……

「まともな休みなんかないよ！　忙しいだけ……」と答えるはずです。

もし通院しようと思う病院に知人がいれば、そこでの勤務がどのような状態なのかを聞いてみてください。もし勤務状態が異常なまでに過酷な場合は、患者である自分にもそれなりのリスクがあるはずです。十分な注意が必要です。

では、ここで経営が悪化した病院が引き起こすだろう、もう一つの側面を見てみましょう。

一般の小売業で人件費の削減に限度がきたら、次にどのような処置を取るでしょうか？

答えはいたって簡単、販売する商品を多く売れるように努力する。これが全ての解決に結びつく手段のはずです。しかし、医師が人の命に大きく関わっているということを忘れ、治療に努力を払うのではなく単純に経済的目標を達成しようとした場合、経済的な防衛策であるはずの「商品を多く売れるようにする」という努力は大きな危険性をはらんできます。

・不必要な投薬
・必要のない検査
・必要のない手術
・診てもいない診療報酬を受け取ろうとする

これじゃぁ、あなたの体は治りません。

経営のやばい病院には通わない。当たり前なことのようですが、それを見分けるのは非常に難しいと思います。たとえば、ベンツに乗り、ふだんお買い物で会う病院の奥様の服は高級ブランド。こういうのを見てしまうと何となくお金持ちに見えてしまいますが、「外見で人を判断するな！」という昔のお説教はここでも生きるようです。彼らがそれを本能的に知っているのかどうかはわかりませんが、彼らが取りつくろっている外見は、多くの場合、地元への宣伝活動の要素が大きいのです。

一時期、日本経済がバブルの波に洗われ、その引き潮に際して多くのバブル紳士たちは、外見をアルマーニやフェラーリで取りつくろい健在を誇ろうとしていましたが、内情は借金取りが毎夜毎夜のように電話を鳴らし、ドアを蹴り飛ばしていました。

一見羽振りが良さそうに見える医師たちも、実情はそのような場合が多いようです。

次に、話題が脱線するかもしれませんが、保険法やその他の多くの既得権益に守られているはずの医師たちが、どうして多額の借金を背負うようになってしまったのかを、ある人物の言葉を借りて皆さんに見ていただこうと思います。

セカンド・オピニオン

その日、私は、関西のある金融商に会いに行くために車中の人となっていました。

電車を乗り継ぐと極端ににぎやかになる。東海と近畿の境目を耳で体験するような感じと言えばいいでしょうか。名古屋で乗り換えると、電車に乗り込んだとたんに人目を気にしない関西のおばちゃんたちがあちらこちらで大きな声で話し合っているのが聞こえました。「これは、行きの道中は眠れないぞ」と覚悟を決めたせいか、私のふだんの行いが悪いせいか……それとも単に偶然に乗り合わせただけなのか、野球は見なくても阪神タイガースが大好きという地域から来た二人のおばちゃんが通路で出会い、次のよう会話をしながら、私の前に座ってきました。

「あれ、伊藤さんやんか……」いきなり高い声で言うと、これまた相手のおばちゃんも負けないくらい大きな声で話し始めました。

「あー、木村さん。最近顔見ないなあと思ってたんやけど……どうしてたん?」

木村さんと伊藤さんは同じようなカバンから、これまた同じような缶ジュースを取り出し一口だけ口をつけると、さあ、これからとばかりに一気にしゃべり出した。

「あー、わたし、ちょっと体の調子悪いから入院しててな」

「あら、そうやったん……」

「それが、わたしの病気はちょっと珍しい病気でなぁ……もともとA病院に行ってるんやけど……セカンド・オピニオンってあるやん、それでB病院にも行ったりしてたんやけどな」

「普通の人はそんなん知らんよね。木村さんは保険の外交してたからわかるんやね。ところで、そのセカンドなんとかってなに?」

「セカンド・オピニオンっていうのは、他の病院で今行っている病院の診断や治療が正しいかどうかを診てもらうことやねん。わたし他の病院で診察してもらってますって、A病院で言うてたんや。そしたら急にその先生の態度かわってさー、『そしたらそっちで診てもらったほうがええんちゃいますか』ってえらいイヤミ言われてなぁ……それでもうA病院とはバイバイや!!」

一気にそこまでまくし立てると、木村さんはここで絶妙な一呼吸置き

「それで体、すーーっかり良くなったわ！」と言うなり、ふたりで大爆笑。ここで本を読んでいるふりをしている私も笑いそうになったのですが、なんとか耐えることができました。

木村さんの顔は、確かに最近まで激しい闘病生活を送っていたということが、頬のこけかたや生気のない肌から十分に見て取れるものでした。セカンド・オピニオンを受ける。これは伊藤さんの言うように一般的なことではないと思われます。しかし、そのセカンド・オピニオンを受けなければ、ここで木村さんと伊藤さんが私の前に座ることもなかったかも知れません。最初に診断し治療を行う医師を「初診医」と呼びますが、ここで「初診医」による十分な治療の効果が認められなければ、セカンド・オピニオンという別の医師による診断を受けます。もし初診医と違う診断が出た場合には、患者にはどちらの診断を信じるかという選択肢が現れてきます。

「自分で判断するのは怖い」そう思われる方が多いと思います。しかし、ここから医師任せの医療でなく、自分で選択し納得できる医療が生まれるのです。そうした自発的な行動の繰り返しによって、本当の患者のための医療が生まれるのです。もしこの後で木村さんの行ったA病院で、私もセカンド・オピニオンを受けましたという人が続出すれば、このA病院の医師の対

応も変わってくるでしょう。つまり、自分たちにとって望ましい医療とは、自分たちが選択していくことによって組み上げられるのです。

保険のおばちゃんは事情通

「ほんまぁ。うちもこないだこんなことあってなぁ」

専門家の木村さんがちょうど良い具合にいるからでしょうか、伊藤さんは木村さんに自分の息子さんの病気のことについて話し始めました。

「えっ、何があったん?」

「あのな、息子の具合が悪くなって近くの病院に連れて行ったの。そしたらその先生はただの風邪やって言いはって薬もらって飲んでたんやけど、何日たっても全然良くなれへんからC小児科に連れて行ったの。そしたら『すぐに入院してくれ』って言われて……」

伊藤さんが話しているにもかかわらず木村さんは伊藤さんの会話の腰を折ると、ここで保険の外交員として養った知識を語り始めた。

「そんなの先に私に言うてくれたらよかったのに……私ら保険の外交やってると、いろいろな人からどこの病院がいいのかって聞かれるの。それで良い病院を紹介できたらお客さんと契約を結べたりするから、この病気ならどれくらいでこの病院は治せるとか、この病院は退院して他の病院を勧めたほうがいいっていうような資料を持ってるのよ」

　ここで読者の皆さんにしっかりとご記憶願いたいことがあります。いろいろなうわさ話が、ありますす。○○病院には名医がいるだの、△△病院はしっかりと見てくれないとか、このような流言と違い、保険の外交員のおばさんたちというのは、その人が熱心であればあるほどに地域の医療を冷静に見つめて、自分のお客さんにどのような治療を受けてもらえば病気が改善するかをしっかりと考えています。多くの人が民間保険に加入しているのですから、入院などの治療が必要になったときには、こういった熱心な保険のおばちゃんに相談してみるのも良いかも知れませんよ。

　これは余談になりますが、もし保険会社がこのようなどこの病院では治癒率（病気が治る率）が高いかという情報をしっかりと顧客に提供できるようになれば、その保険会社の未来は明るいように思えますが……（外資系ではガン保険でそのようなものもあるようですね）。

「そうやなぁ……あっ、それでな、その先生が『市立病院に紹介状書きましょう』って言いはってんけど、ほら、うちからやったら府立病院のほうが都合いいやん、だから『府立のほうにしてもらえますか』って言ったの。そしたらその医者、突然立ち上がって手元にあったカルテ、バシッて投げつけて出て行きはって……ビックリしたわぁ。『私、何か悪いこと言いました？』って、そばにいた看護婦さんに聞いたの。そしたら『いえ、別に何もありませんよ。えっと、府立ですね』って紹介状書いてくれたけど」

「そりゃ、そうやで、あそこの医者は府立で院長になりそこねた人やから、恨み持ってるんや」

それにしても木村さんはやっぱり事情通ですね。このような人間関係は、医療業界には非常に多いのです。多くの人と会い、治療や診断をしているからそうは思えないでしょうが、医師たちの世界とは普通の社会よりずっと閉鎖したものです。外部、つまり、患者になる私たちと彼らでは治療される側、治療を与える側というはっきりとした境界線がある。つまりこれが患者とお医者様の境界線ですね。どういうわけだか、この国では一般人の世界は低い世界であり、お医者さんは特別な世界に住む人たちという意識が医者の側だけではなく患者自身にもあります。すると、自然と彼らは自分たちの世界に閉じこもってしまいます。

この境界線の中で生きる彼らにとっては、自分たちの世界が全てなわけですから、そこで生まれる価値観が感情を左右するようになります。一般人の世界では、何か気分の悪いことがあっても、他の世界に目を移すことによって気分を変えたりすることが可能なのですが、彼らには自分たちの世界しか見えない。だから恨みや嫉妬が普通の人よりも強く出てしまい、弱い立場の人々に不愉快な感情をぶつけてくる。伊藤さんの話でも木村さんの話に負けず劣らずのひどい医者の話が出てきますが、読者の皆さんの中にも自分で経験したり、人からひどい話を聞かれたことがあるんじゃないでしょうか?

さてこの偉そうにする業種の人は、本当に自分たちや私たちが思うほどにエライのでしょうか……それが今回の私の関西行きの目的なのです。

もうそろそろ電車を乗り換えます。ここでおばちゃんたちともお別れです。では、大阪のとある一角にある雑居ビルに向かいましょう。

金を借りる医者たち

「あのね、お客さんのことを悪く言うつもりはまったくないんやけど、あの人らはまったく常識ってもんがあらへんね」

文章にして書くと関西弁は非常にガラが悪く見えるのですが、これから筆者を通じて皆さんに借金を背負った医師のことを話してくれるこの人物は、非常に好印象を受ける物腰の柔らかな紳士でした。

「長いこと金貸ししているけど、『あんたんこと気に入ったから、金借りたるわ』て言うんは、ハンコで押したようにあの業界の人たちやね」

彼が言うところの〝あの業界〟という業界は……医療業界です（別にことわりを入れる必要はなかったかもしれませんね）。

「彼らの借金って、どういうふうにできたんですかねぇ」

「そりゃあ、自分らの欲のためでしょう。私は金貸しやさかい、その人らに金を貸すのは、そこから利息取るためでしょう。そやから、その人らがどうして金借りたいんか、なんで金借りなあかんのか、判断せなあかんのですわ」

「つまり、金を貸す以上は、返せるかどうかが重要だってことですね」

「そ、そ」彼は大きくうなずくとテーブルの前にざざっと書類を広げてくれました。

「ふだんはこんなもん見せへんのやけど……これ、レセプトのコピーですわ。でもって、こっちが医師免許のコピー」

彼はそう言うと私の手もとにある書類を指さしながら、ここは○○町、ここは長崎の老人専門にしている○○医院と、次々とその病院がどこにあるのかを親切に教えてくれました。

「レセプトと医師免許のコピーが、ワンセットになって担保になっているんですか?」

ここで彼は大きくうなずいてくれたのですが……実際このような書類の束を目にするまでは、もし、うわさ話でレセプトが担保になっていると聞いたとしてもまったく信じもしなかったでしょう。しかし目の前に並べられたものを見ると信じざるを得ません。このレセプトは、現在でこそ患者自身がコピーを取り、自分で治療内容を確認したりできるようになっていますが、少し前まではこの文書が公表されることなど考えられませんでした。

「前からこういうやり方で営業されているんですか?」

「もちろん、これで十年以上ごはん食べてますよ」

患者の情報が借金のカタに

治療内容が世の中に出たりして、患者さんが不利益を被ってはいけないから……それがこのレセプトという文書を門外不出にしていた理由だったはずなのですが……、自分たちのために使うということを前提にした場合、借金の担保にでもしてしまう。

「患者さんのために」。彼らはまずこういう言葉を口にし、自分の主張を正当化してから自分たちの利益を主張してきました。この本の大きなテーマである医療過誤問題にしてもそうです。多くの識者たちのあいだで、医師が過誤を起こした際にはその過誤を報告することを義務化しようとする動きがあるのですが、それに対し医師たちの業界はこのように切り返してきています。以下は医学業界のある有力者の言葉です。要旨をわかりやすくするため、〈前部〉と〈後部〉の二分割にして紹介します。

〈前部〉「過誤についての報告を医師の義務としてしまえば、患者さんとの信頼関係が薄れ、十分な治療ができない」

〈後部〉「現場の医師に報告を義務化すれば、現場の医師が萎縮して（怖がって）仕事ができなくなってしまう」

〈後部〉の言葉に関しては、責任を負うことに誇りを感じることができないということを暴露しているようなものです。それにしても旅客機のパイロットはえらいですね……多くの人命に責任を持つことに名誉を感じているのですから。それにひきかえ医師たちは……責任を取ることに対して恐怖感を感じる。それはもう責任を取ることを望まれている人間として、医師にはその資質がないことを自らが暴露しているとしか考えられないでしょう。

私たちは、彼ら医師たちの有力者が、公式発言として「患者に対して責任を取りたくない」、

「怖い」と言っていることを、しっかりと頭に入れておかなければならないでしょう。

〈前部〉の「患者さんとの信頼関係」という言葉を聞くと、まったく開いた口がふさがらない。ここで私が目の前にしたレセプトは、「患者さんのために」と公開を渋ってきた文書なのですから、まるで幼児のちぐはぐな行動を見ているようです。

レセプトとは、被保険者（各保険事務所）に対して、どこそこの誰それさんにこれだけの治療を行いましたので医療報酬をこれだけの金額くださいという請求書のようなものです。つまり、患者の個人情報とも考えられるものです。これが医師個人の個人財産のように扱われているのです。現在、患者にこのレセプトは公開されているのですが、この公開に関しても治療を行った医師の承諾が必要となっています。自分の情報を見るのに医師の許可が必要である。にもかかわらず、彼らがそれを担保に入れるのは私たちに許可を取る必要がない。なんとも不公平な話じゃないでしょうか。

苦しくなったら病気を作る

「私もいろんな人たちにお金を貸しましたが……あの人たちの借金の理由というのは他の会社経営者とまったくちがいますね」

彼はそういうなりピンと小指をこちらに立ててみせると、

「まずはコレですわ」

私が薄笑いを浮かべうなずくと、次にぱっと両手を前に突き出し、こぶしを縦に作りその手を互い違いに上下させ、ジェスチャーから何を言いたいかを察してほしそうに、こちらに笑顔を見せました。

「で、次は車というわけですね」

「そ、そ、あの人たちは高い車に乗るのが好きですからね。ベンツやＢＭＷ、あとはバブルの付け払い」

「そうですね。ぼくもこんな話を聞いたことがありますよ。友人に聞いたんですが、なんでも、歯科大にお兄さんが通ったそうなのですけど……しばらくしてそのお兄さんが、ご両親に車を買ってくれって言ったそうなんですよ」

「うちの息子は医学部じゃないですけど、やっぱり車買ってくれって言いましたわ。私はそんなもん自分で買え！　言うたりましたけど」

「いやいや、そんなかわいいもんじゃないですよ。なんでも友人たちはポルシェやＢＭＷに乗ってるから、つき合いのために自分も外車を買ってくれって言ったらしいんですよ」

「へぇー、大学に入った時からそんな車をほしがるんですか」

「そうみたいですね。で、この歯科大に入った息子さんをお持ちのお宅っていうのが、普通のサラリーマンだったわけなんです。ポルシェやらベンツは買うわけにいかないけど、フォルクスワーゲンのゴルフならなんとか買ってやれると……」

「ほう」

「で、車を買ってあげたようですね」

「へぇ、学生の頃からそうなんや」

「それに女性関係は、学生の頃から学生証で女の子は釣れると思っていますし」

「三つ子の魂、百までやなぁ」

そういうと、彼は大笑いをした。

「ところで、彼らは借金をちゃんと返しているんですか?」

「それがね、ほとんどの人がちゃんと返してくれるんですわ」

「借金しないと駄目なのに返せるんですか? 病院のリストラか何か、経営改善をするんですか?」

「それが不思議でね。私も聞いてみたんですよ。どうして返せるんかってね」

「それで?」

「返すのが苦しくなったら病気を作ればいいんやっ、て言うてましたよ」

「えっ、病気を作る?」

「そう、患者さんに新しい病気を作るんですわ」

彼の話によると、彼のお客さんは必要に応じて患者さんの体にありもしない病気を作り出し、治療する。それで、借金返済の資金を作っているということのようです。彼はお金を貸した相手がそのことを得意満面になってしゃべる姿を、身振り手振りを交えて語ってくれました。
「まっ、返しきったときもあの人らは態度がわるいですわな。『〇〇さん、また借りることあったら借りたるわ』ですもん」

私が話した人物はそうではなかったけれど、もし医者が金を借りに行った先が暴力金融だったとしたら……。

私たちの請求書は私たちが知らないうちに暴力団の手に渡っているということでしょう。どんな商売をしている人でもお客への請求書を暴力団に渡すということはしないはずです。

ピンポーン！と玄関のチャイムが鳴って、こわもてのお兄さんがドスを効かせて「おらぁ！てめぇ〇〇病院で治療を受けただろぉ！　とっとと払いやがれ！」と怒鳴り込んでくる。実際にはそのようなことは起きないわけですけど、それが起きてしまえば医者たちは信用をなくしてしまうのでしょうが、日本には彼らの対面を保つためのシステムがしっかりとあります。それが保険制度というものです。本来ならば私たちが直接支払うべき治療費はそれぞれが加盟している保険システムから支払われているのですから、言葉は悪いですが闇から闇へとお金は転んでいるといっても良いでしょう。

二時間ほどの取材を終え、私は帰途のために電車の座り心地の悪い座席に体を沈めていました。目前では、車内広告のちらしが電車の振動にあわせてユラユラと踊っています。

日本での売春生活を激白　アニータ。

北朝鮮の工作船が日本に覚醒剤を！

ひょっとすると私たちが自分たちのお金で自分を治療するために支払ったお金。それが闇から闇へと流れていくうちに暴力団の資金源にされ、多くの不幸が起きているかもしれない。夕陽が落ち車外の景色がセピアに染まろうとしていた時、私はそんなことを考えていました。

断章Ⅱ●恭　子

車中

セピアの風景が流れていく。

粘膜を吐く昆虫に捉えられたように、埃が電車の窓にじっとりと貼り付いていた。そこに降り始めた雨のしずくが線をひき、セピア色に流れていた風景がしずくの引いた線の間からだけくっきりと現実の色をみせていた。

ひなびたスナックのネオン、車の止まっていない交差点の点滅する信号、踏切の信号。光景と電車のゴトゴトいう音、そして踏切信号のカンカンという音が流れては消えを繰り返す。

ローカル線の最終電車、都会ならば人のにぎわう最終電車。人はまばらにしかいない、恭子は隣の車両で疲れた体を座席に沈めていたのだが、顔を赤らめた中年の男性が突然青い顔をして酒臭い嘔吐物を自分の前に吐きだしたために、誰もいないこの車両に移ってきた。

「誰も乗ってない電車ってはじめてかもしれないな……」

恭子は隣の車両から移ってきたときに、都会生活を思い出し、そう漏らした。そして、体を座席に沈めるのではなく窓際に立った。体を支えるために扉に取り付けられた手すりに細く白い指先で体重を預け、扉の窓に自分の体を引き寄せた。

都会で使い古され、地方に中古で回されてきた車両、そんな感じの車両だった。窓縁の気密性を保つためのゴムはところどころ折れ曲がり、そこからもれるように埃のにおいを恭子の鼻に運んできた。

恭子は目をつぶりながら、自分の疲れを電車の作り出すいろいろな音にもたれかからせていた。

カーブだったのだろうか……電車がブレーキを緩やかにかけたために、恭子はハッと目を開いた。その瞬間に自分をにらみつける視線と恭子の視線が重なった。

「誰？」恭子はそう言うとその視線の主を求めて後ろを振り返った。しかし、そこには大きな口を開けて笑う豊満な体をした芸能人の広告があるだけだった。

恭子は視線を戻した。そこにはセピアの窓に映った自分の顔。疲れた顔。気力のない瞳を真ん中に置いた大きな窪み、それがまるで大きな目でこちらをにらみつけているように映っていたのである。

「疲れているんだなぁ……」

そう言うと恭子は指でセピアの窓に映った自分の顔をこすった。ガラスについた油膜がぐにゃりとまがると、そこに映っていた自分の顔も大きく歪んだ。恭子は、口を小さく開くと力なく呟いた。

「おばけみたい……」

どこかで口にしたことのある言葉だった。自分の心の中に引っかかり続けていた言葉。いったいどこでこの言葉を口にしたのだろうか……手にしていた紙袋ががさがさと電車に揺さぶられて音を立てた。

「そう、たしか……こんな袋のがさがさという音が聞こえた……」

恭子は目をつぶった。

記憶

夏の暑い日の映像が静かに恭子の中に蘇ってきた。

大人の腰あたりがみえる。

子どもの頃の記憶？

女の人の声が聞こえる。

「きょうちゃん、明日から幼稚園だね。これからはずっと同じ幼稚園に行けるんだよ」

その声を聴いて心がウキウキした。

そのころの記憶があまりない。恭子は勤務医だった父の仕事の都合で、なんども幼稚園を移ったということを祖母から聞いていた。しかし、今、聞こえた声は祖母の声ではない。

恭子は記憶の中の自分の視線を上げようとした。しかし、記憶の中の自分は、声の主が持つオモチャがその紙袋の中から見え隠れするほうへと視線を向けて動かそうとしない。

「ねぇ、きょうちゃん今晩はなにを食べたい」

声の主が、そう恭子に聞いた。記憶の中の恭子の視線が緩やかにそちらに向いた。

まぶしい太陽に顔ははっきりとはわからない……しかし、それは彼女の母親に間違いが

た。

「お母さん！」恭子は記憶の中の自分にそう声を上げさせようとしたが、声にならなかった。


原色の記憶……全ての光景が当時の色そのままに蘇っている。

真夏の太陽が照らし出す緑の街路樹が子どもの頃の視線で流れ、風まで色が付きそうだ。横断歩道の縞模様が恭子の視線のなかでクローズアップし、流れ、やがてその縞が流れ終わろうとしたとき。

「スパゲッティ」記憶の中の恭子がそう答えた。

原色で流れていた記憶の画像が、セピア色の粗い画像へと変わり、母の声まで変えた。ぶくぶくとしたまるで海底から聞こえるような声。それも恭子をあざけり笑うような笑いをもらしながら……

「ひひひ……じゃぁ、ケチャップがいるね」

母はそう言うと、ぐっと強い力で無理矢理、恭子をひきずるようにして渡った道を引き返そうとした。

「いやだ！いやだ！　そっちへいくのはいやだ！　そっちへいっちゃぁだめ！」

恭子は声にならない声でそうさけんだ。そのとたんに子どもの頃の恭子の肉体と視線が力ずくで引き離され、恭子は母と子どもの頃の恭子自身を第三者の視線で見るようになった。

セピアの画像に激しいノイズが入った。まるで、ざらざらしたモノトーンの粗い粒子の画像。

「ひひひ……」笑う母の声をさえぎるように甲高《かん》い音が響いた。その次の瞬間、画像は元のセピア色に戻った。

そこには一人横断歩道のまんなかで大声で泣く子どもの恭子が立ちすくみ、一台の車が止まっていた。

「おかあさん、おかあさん！」

泣きながら恭子は母を呼んでいた。

そして、子どもの恭子の後ろにそこだけセピアの色を失った真っ赤な固まりがうずくまっていた。

病院にて

そのあとどういうふうにしてたどり着いたのだろうか……今思えば救急車で母と一緒に

搬送されたのだろうか……子どもの頃の恭子は病院らしき場所にいた。おばあちゃんも、吉田のおじさんも、お父さんまでいる。みんなが目を真っ赤にしている。

どうしてなのだろうか……
どうしてみんな泣いているのだろうか……
どうしてお母さんはいないのだろうか……

恭子には自分の目の前でさかんにきょろきょろとしている少女、つまり子どもの頃の自分が何を考えているのか手に取るようにわかった。いや「わかった」というのではなく、当時のことを思い出しているのである。

少女がパッと走り出した。

「きっと、あの、人が集まっている真ん中にお母さんがいるんだ」少女がそう思って走り出した時、子どもの恭子の中に恭子が入り、自分の自由にならない世界が目の前でくり広げられた。

黒いズボンをはいた山本のお兄ちゃんの足。いつも恭子を抱き上げてくれてくれる時にみえるあのお兄ちゃんの足だ。その足をすりぬけるようにして恭子が人の集まっている真ん中に入ろうとしたとき、山本のお兄ちゃんが恭子を抱き上げた。いつでも優しく抱き上げてくれたお兄ちゃんがこのときだけは激しく恭子を抱き上げた。そして恭子に「見ちゃぁだめだよ！」と力なく言った。

しかし、恭子にはお兄ちゃんが見てはいけないというものがしっかりと見えた。それは、真っ白なベッドの上、泥のようなもので髪の毛が汚れ、そして、ぐにゃりと曲がった醜い顔……まるで「ひひひ……」と笑う鬼女のような女だった。

その女を見て「お化けみたい……」と恭子はそう言った。


それから何日も何日もみんなが泣いた。

何年かが過ぎ、恭子が小学校に通い始めた頃、同級生の友だちや先生が恭子のことを「勉強ができる子」と呼ぶようになっていた。確かに恭子は友だちの何倍も勉強をした。しかし、それは勉強が好きだから勉強をしていたわけではなかった。

ある時、そう、あれは父が突然病院から呼び出されたとき……

父が恭子に「いつものようにすぐにおばあちゃんが来るからね」と言い残し家を後にしたときだった……

台所にあるテレビでいつも土曜日に見ている漫画を見ようと恭子は一人、台所に向かった。台所からはいつものアニメの主題歌が流れていた。

「まだつけてなかったのに……」恭子はつけていないはずのテレビがアニメの主題歌を流しているのを不思議に思いながら台所に入ろうとした。

入った台所には冷たい空気が流れていた。そして、そこにはテレビを見ている女が座っていた。恭子がぞっとしてその場に立ちすくむと女はこちらの方をゆっくりと振り返った。真っ茶色の泥がこびりついたような髪、そして大きくゆがんだ薄笑いを浮かべるような顔をした女が恭子に「ひひひ……」と笑いながら「きょうちゃん、おかあさんねぇ、まだケチャップを買ってきていないの」というなり消えた。

また見えるんじゃないだろうか……その恐怖で恭子は一人でテレビの前に座らなくなった。そして何かに夢中になることによって自分の恐怖をうち消していた。

夢中になるもの……それが恭子にとっては勉強だった。

それから十年ほどが経ったある日、恭子はリビングで父が泣く姿を見た。深夜だった。父は母の写真を前に一人で泣いていた。

「俺がいれば……俺がいれば……」

父はそう呟きながら泣いていた。恭子はそんな父の姿を見て胸が締めつけられた。その時に恭子は自分の進路を決めた。父と同じ職業の医師になることを……

そして、医師となった。

希望した大学ではなかったが、父の計らいで研修医時代は父が出た医局と同じ医局に入ることもできた。
そして数年が経ち、地方病院で勤務をすることになった。今はその病院からの帰宅である。

二日間で三十時間の勤務、食事もままならない。しかし、する仕事といえば手術室の照明係や雑用それに書類の整理。そんなことを父に電話をした際に何度かもらしたが、父は笑いながら「そのうち慣れるよ」と言うばかりであった。「若い医師は治療のことなんか考えなくていいんだよ。組織に慣れること。先輩の言うことをよく聞いて自分勝手な判断をしない。そして何よりも皆さんに迷惑を掛けないこと……」。恭子は父に言われたことを一つ一つ思い出した。

「大丈夫だよ。父さん、ちゃんと守っているから……」
恭子はそう言うと思い出が流れていた目をゆっくりと開いた。電車がゆっくりと光景を流すが歪んだ顔の女は恭子を見たままだった。

勤務

恭子が勤務している病院。特別な希望はなく別にどこでも良かったが、これほど地方に回されるとは思ってもいなかった。父と同じ医局に入る。そしてその父が開業医である。彼女は十分に安定した将来の切符を握っていたはずであった。それを狂わせたのはニヤニヤと薄笑いを浮かべながら喋るあいつだった。

自分が神経質に喋るのを意識しすぎた結果そうなったのか、あいつはいつでも人に何かを言うときには語尾を妙に伸ばす癖があった。

「あのねぇ……」眼鏡の奥で楽しそうに瞳を踊らせながら、その男は恭子に地方病院行きを伝えると「お父さんにヨロシクねぇ……」とまた語尾を伸ばした。

恭子は休み時間の数分の時間を利用して、人気のない階段の踊り場の公衆電話で父に地方病院行きを伝えた。父は、驚いたのか一瞬絶句し、いらだたしそうに恭子に地方病院行きを伝えた相手が誰であるかを聞いたが、語尾を妙に伸ばすあいつの名前を伝えると「あの男なら仕方ないな……」とぽつりと呟いた。医局という場所の人間関係、それがドンドンと人が入れ替わるような場所ならばその場で誰かにイヤな思いをさせてもそれまでのことだろう。しかし、この医局という場所は、実際の人間の面子が変わろうとも、そこに勤める人間がぶら下げる名札が変わることがない。そう、親もそこにいたことがあれば二十年すれば子どももそこにいる世襲制の寄宿学校のようなものだ。ふだんは温厚そうで優しそうな父だが、たぶんあの語尾を伸ばす男に、昔何か辛い思いをさせたのだろう。父は「今回だけは我慢してくれ」と恭子の地方病院行きを彼女に詫びた。

そして、この病院での勤務が始まった。だが、当初恭子の生活には何の変化も起きなかった。前と変わらぬ雑用に、まるで機械のようにこなす診察が増えただけだった。ハンコを押すような毎日決まった仕事。

「ああ、あなたは風邪ですね」「お薬を処方しておきますので……」

回診でも同じ言葉を繰り返し繰り返し使い一日を過ごした。……そしてそれに加えるように今までならば助手の監督、監視に患者たちの視線も加わった。いつもと同じことを繰り返す、その作業に一部の患者たちが監視の目を光らせた。

多くの患者は黙って見ているだけだったが、中にはあからさまに「あんた、大丈夫……若すぎるんじゃない?」と言いながら恭子の一挙手一投足を監視した。このような患者の前で悩むような素振りを見せたり、作業が少しでも手間取ると……それ見たことかとばかりに主治医を変えてくれと大騒ぎをする。それが注射など多少でも痛みを伴うものならば、まるで殺されるかのように痛みを訴える。そんなときベテラン看護婦たちが患者をなだめすかし、その場はなんとかなる。しかし、その後には看護婦たちの白い視線が必ず残った。経験のない医師、看護婦たちはそう思っているのだろう。自信のない恭子にとって白い視線は冷たくのしかかった。

彼女に足りないもの、その一つに確かに経験もあっただろう。だが、日々同じ言葉を使い同じ作業をこなしている彼女ら若い医師たちに、それほど特殊な知識や経験は必要とされない。彼女たちに本当に必要なのは、この治療をすればこうなるということを教えてくれるしっかりとした学問と、それをこなすための時間である。自分で判断できないから人のいいなり。ベテラン医師が何らかのカリキュラムのもとで彼女たちに何かを教えてくれるということはない。漠然と組織の中で、相手の気持ち次第で教わり、必要な技術を覚える。あるいは真似をする。彼女たちは小学生が理屈のわからない本を読むかのように、自分たちのしていることがわからなかった。四年生の大学を出てなんらかの専門に進む人間は大学院に行き、自分が必要とする基礎知識を学び、自らが自らの力でその学問を磨く。大学で四年、大学院で二年の合計六年。この期間に国外の論文を読む能力や読解する能力を身につける。日本でもノーベル医学賞などの賞を受賞する人がいるが、医学の世界で国際的な評価を受けているのは医学部出身者ではなく理学部などを出た人間たちである。医学部出身者以外の人間が医学を最も知っている。それはノーベル賞クラスの話ではなく、彼女たちのような若い医師においても同じなのである。

「組織の皆さんに迷惑をかけない」。恭子の父も口にした言葉だが、それが無言の組織の拘束を強め彼女たちに医学を学ばせようとする意識を薄めていく。

彼女たちの世界では自分よりもキャリアの高い医師を上級医と呼ぶ。この上級医にいかに迷惑をかけないかそれが若い医師の能力を測る一つの指針ともなっている。わからないことがあればまず自分で調べる、そしてそのことについてできるだけ上級医の判断をあおがない。また上級医たち自身がコメントを与えない限り、自分たちの方から質問はしないし、同年の同僚に質問をすることがあっても医師以外の人間に質問することはない。それが、薬学の知識を判断のために必要とすることであっても、薬剤師に質問などはしない。

「もし、間違っていたら……」。そのようなことを考えたこともあるし、実際に同僚の医師は自分で調べた文献を読み違えて薬の投与量を間違えたこともあった。しかし、そんなことはどうでも良いことである。間違ってしまうかしまわないかは時の運だし、間違えばその時には自分の経験となると自分に言い聞かせてきた。

「いったい自分は、この一年でどのような能力がついたのだろうか」

恭子は何度か自問した。先輩の先生たちに今まで迷惑をかけずになんとかここまでこれた。

誤診

それは彼女の明らかなミスだった。いくつかの装置の数値を読み間違える単純なミスから、結果として患者は息を引き取ることになった。自分がミスを犯したことはわかっていたし報告はしなかったが上級医たちもわかっていた。眉間にしわを寄せた医師が恭子に近づくと「君は初めて患者さんを亡くしたんだよね。僕もついていって説明を手伝うよ」と言った。

外にまで女の泣き声が響いていた。ドアの前で恭子と一緒に歩いてきた上級医はそこで立ち止まると「僕はここで待ってるから、何かあったら呼んでください」と乾いた言葉を口にすると壁にもたれかかった。

恭子がドアを閉じる音に、泣き声を立てていた若い女が、「どうしてこんなに突然に…」と、息を詰まらせながら恭子に迫った。目の前には白い布を乗せた患者が横たわっている。そのベッド越しから女が鋭い目で恭子をにらみつけると恭子の中に沸々と怒りがこみ上げてきた。

（私が殺したとでもいうの……）

（私を疑っているの……この女は）

自分にとっては初めての患者であり、自分のミスにしょげかえり涙でもこぼれそうになっていた恭子の心に変化が起き始めていた。腹の中にずっしりとした存在感を示す何かが恭子の口を開かせた。

「残念ですが……」恭子はそう言うと、専門用語を使いながらどうしてこのようになったかを説明し、言葉の合間に「**残念ですが**」という言葉を時折織り込みながら、最後に「**よくあることですが、こちらも大変急なことで驚いています**」と締めくくった。

専門用語、ひょっとすると恭子は自分が使った言葉の三分の一も理解できていなかったかもしれない。どこかで聞いた言葉、どこかで見かけた言葉を単にばらまいたにすぎない。恭子が説明に要した時間は五分ほどだった。女は下を向いて聞き、恭子が話し終わった後もまだ下を向いたままだった。

「けいちゃんは苦しまなかったんですよね」

遺族の中の一人、年格好からすれば亡くなった患者のおじさんだろうか、初老の男が恭子に視線を送ってきた。

「はい、お苦しみにはなられていません」

誰もがこの患者の最後は看《み》取っていないにも関わらず、恭子はそう答えた。患者が苦しんだかどうだかわからない、だが苦しんでいないと言えば、ここにいる女は納得するかもしれない。そう思うと恭子は言葉を続けた。

「ご主人の死は突然な死です。できたら受け入れてください。奥さん！」

強い語調で言った。まるで子どもを叱るように……

「天寿なんだよ」初老の男が助け船をまた出した。

闘い、これは恭子の闘いだった。自分を非難しようとする人間と何度か言葉が交わされた。だが、その中には恭子に殺された患者の妻の声はなかった。

「仕方ないんだよ」「苦しまなかったことが幸いだよ」と言いながら事《こと》をまとめようとする男。

「ベストを尽くしました」「思いがけないことで……」というウソの言葉を繰り返す恭子。

そんなふたりに頭を伏せながら泣く妻は、徐々に「どうしてだろう」という疑問と犯人を突き止めようとする心はそがれ、自分の夫が不慮の事故で亡くなってしまったが苦しみはなかったと思い込もうとしていた。誰だって自分の愛する人間が誰かのミスによって奪われたなどとは考えたくはない。

妻が口を開いた。

「主人は苦しまなかったんですね」

真っ赤な目が恭子にすがりついた。

「はい、それは保証します」恭子は静かに答えた。

初老の男は女の耳元でささやくと、女はもう一度恭子の方に顔を向け、恭子に「**先生ありがとうございました**」と言った。その言葉を聞いた恭子は頭を深々と下げてその場を立ち去った。


ドアを開け恭子が病室を後にすると、一緒について来てくれた医師がそこに立っていた。医師は恭子を引きずるようにしてその場を早足で歩き、その医師は彼女の耳元でささやいた。

「ご苦労様。これで君も一人前の〝生と死を決める〟お医者様になったんだよ」

その言葉を聞いたとたんに恭子の目からは涙が溢れてきた。何も答えられない。その涙が勝利の涙なのか、それとも良心の呵責から出た涙なのかは、恭子にはわからなかったが……その場にいるのが辛くなり駆け出そうとしたとき、医師はグイと恭子の袖を引っ張り、恭子の耳に自分の口を寄せ、「あの患者は苦しんだんだよ。僕がシーツを引き裂くほどに握っていた手を開かせておいたんだよ。これからはちゃんと治療をしてくれよな」と押し殺した声で言った。

車中2

「疲れているんだよ」

目を閉じたまま恭子は自分にそう言い聞かせると額をドアに寄せた。ゴトゴトと電車の振動が恭子の頭の中で音のように響いた。「疲れたときにはいろいろなことを思い出すものだよ」。いつか読んだ本の中の主人公がそんなこと言っていたのをふと思いだした。フラフラと頭が電車の振動にあわせて揺れ、恭子の体に疲れを広げていった。目がゆっくりと閉じられるとつぶった瞼のウラの暗闇の中から聞こえる声に恭子は引き込まれていった。

「先生！　急患です！」看護婦が眠りにつこうとしていた恭子を揺り起こすと、「救急の人があと五分ほどしたら到着します」看護婦はようやくベッドの上で体を起こした恭子にそれだけを伝えると早足で部屋を後にした。

ぼんやりした光景だった。その光景が消えると、また恭子の閉じられた瞼に暗闇が戻ってきた。「ああ、この記憶って三十時間ほど前の記憶だ」。一八時間連続の勤務、その間にすこしばかり体を横にしていたときの記憶だ。

ガヤガヤという人の声が聞こえ始め……ぼうっとした影がうごめきだし、徐々に救急隊員の姿がセピアの画像からだんだんと色を帯びてきて、記憶が鮮やかに浮かびだした。

何重にもまかれた包帯が真っ赤に染まっているだけではなく、押せばそこから血がしたたり落ちるほどにその患者は出血していた。乾燥した泥のような血が顔にこびりつき、激しい打撲のために顔はゆがみ、かろうじて女性だとわかる急患。意識はないのかぴくりともしない。

「駅の階段で足を滑らせたようです」

「呼吸も停止しています」

看護婦たちが口々に言うのを恭子は疲れた頭でぼんやりと聞いていたが、ベテランの看護婦の一人が「先生ABCは?」と気道の確保や血圧の確保の処置について助言したのを聞くと、ビクンという感じでその看護婦を恭子はにらみつけながら「とりあえずは心電図から!」と投げ捨てるように言った。私が指示する人間であり、余計な口を出すな! そう言う意思表示だった。「見たらわかるじゃない。もうこの人は死んでいるのよ」。恭子はそう言いたい口を押さえながら、この患者が死亡しているということを確認するためだけの処置をしだした。

治療というよりも死を認めるための儀式と言っても良いような作業を終え、恭子が書類の整理のために処置室を出ようとしたときベテランの看護婦が声をかけた。

「先生」

ベテランの看護婦は申し訳なさそうな声で自分が差しでがましいことをしたのを詫びた。年齢からいえば自分の父より少し若い年格好の看護婦の謝罪を背中で聞いていた恭子は「まだ私の仕事の邪魔をする気なの！」と怒鳴ろうと振り返った瞬間、看護婦の背中越しに、自分が死亡したとこれから書類を書こうとしているあの患者がこちらのほうに視線を投げかけているのに気づいた。じっとりとした生にすがりつき助けを求める目……

恭子は一瞬ぎょっとしたが自分以外にあの患者が生きていることを知らないことに気づくと、すたすたと看護婦に近づき看護婦の背中に手を回すと、看護婦に「一緒にコーヒーでも飲もうよ」と言うとすがるようなあの患者の視線を背中に受けながら処置室を後にした。

車中3

踏切の音が恭子の意識を薄暗い車内へと引き戻した。

電車が緩やかなブレーキをかけながら駅に着くとシューと音がし、ドアが開いた。ドアに体重を預けていた恭子は邪悪な生き物に腐ったものを吐き出されるかのように電車から吐き出された。ヨロヨロと恭子は歩き「人の生と死を決めるのはお医者さま」とぶつぶつと呟いた。

改札に向かうためヨロヨロと恭子は階段を降りようとしたが、突然に後頭部から鼻にガンと抜けるような痛みが頭の中を走った。がつがつと体中がどこかにぶつかっている。駅の天井と古ぼけた階段が交互に恭子の視界の中で踊り狂い、彼女の目の前の世界を薄暗い世界にずるずると引き込んだ。

「わたし……階段を落ちている……」

自分が階段を転げ落ちていることがわかると同時に彼女の意識はなくなった。

勤務2

意識が戻るとそこは病院だった。受信状態の悪いテレビのように粗い粒子で全てのものができた世界。

「助かった……」「ここは命を救う場所」。全身の痛みが激しい、自分でもどこがいたいのかわからないほどに痛い。息苦しい。もし痛みだけでできた池というものがあるのならば恭子はそこでおぼれているようなものだった。「だれか……だれか」助けを呼ぼうと思い、声を振り絞ろうとしても声にならない。自由になるのは粗い粒子でできた世界が見える目だけだった。「助けて、助けて、助けて……」。恭子はなんとか助けを求めようと必死になって視線を泳がせた。

「誰かがいる。……看護婦だ。こちらに背を向けている」。しかし恭子の視線に気づいている女は、その看護婦の後ろにいた。それは三十時間ほど前の恭子自身だった。

体のどこが痛いのかが一つ一つはっきりとし、その痛みの一つ一つが死へと変わり、彼女を食い尽くそうとしているのが恭子にはわかった。「いやだ！いやだ！　死にたくない。誰でも良いから助けて！」。恭子は三十時間前の恭子に視線を送った。だが、三十時間前の恭子は看護婦の肩に手を回すと自分の方へ背中を向け数歩だけ歩き頭だけをこちらに振り向けた。振り向けられた顔はもう恭子の顔ではなかった。子どものころに見た「ひひひ」と笑う曲がった顔のあの鬼女だ。

鬼女は笑いながらこう言った。

「ひひひ……生と死を決めるのはお医者様なのよ」

恭子は叫び声をあげ、死に心と体を食い荒されながら暗闇に落ちていった。

2

危険な病院から脱走せよ！

いつまでも治せない病院に通わない

これも、当たり前すぎるほど当たり前な話になりますが……。

医療とは、どういうものでしょうか？　病気になり病院に行っているのでしたら、これほど明確なことはないでしょう。「治療を行うこと」です。そしてその目的もこれまた明確なことだと思います。「病気や怪我を治す」。私たちが患者として病院へ行く場合、目的も、何をしに行くかもはっきりとわかっているのですが……。

医師のほうでは医療という行為をどう認識しているでしょうか？

目的は？

「お金を稼ぐため」（この後にベンツがほしいや愛人がほしいなんて言葉がついていたら、もっとはっきりとしてきますね。いわゆる強い動機です！）

どうやって？

「患者さんを治療して」

別に義務で医師をやっているわけじゃないのですから、目的や方法はどうでもいいんでしょうが、ここで問題なのは、本当に自分の体を見てくれている医師が体を治す能力があるのかどうかということです。多くの医師が世襲性で医師になっていることが原因するためでしょうか、一部（本当に一部かな？）責任感の欠如した医師には、次のような概念がはびこっているようです。

「免許さえ取れば自動的にお金は入ってくる。だから、勉強なんかしなくていいや！」

免許さえ取れば、それでＯＫ！

自分の知っている範囲で適当にやればいいや！

こんなことを考えている医師の所へあなたは通っているかもしれないのですよ。

簡単な症状なのにいつまでもだらだらと通院している例をよく耳にしますが、ひょっとするとこういうような考えを持っている医師の〝だらだら〟が原因なのかもしれませんね。

患者にとっては非常に不愉快な〝だらだら〟なのですが、ひょっとすると、この〝だらだら〟は前述のお医者様にとって「ベンツを買ったり」「愛人との甘い生活」を得るためには、重要な行為なのでしょう。だって、そうでしょう、患者を治す能力がなくとも、この〝だらだら〟だけで収入が得られるのですから……。

毎度、毎度の常連客様。それも手のかからないお客様。治らなくとも文句一つ言わないし、なんの質問もしない。こんな良いお客さんがどこにいるでしょうか……。

こういうお医者様は、治してほしいと真剣に頼まれると大変困るでしょう。彼らには治療する能力など最初からないのですから。

もちろんあなたが治療をしに行くということを目的にしないのならば、そのままボランティアでこのバカ医者の食い扶持《ぶち》になってあげればいいでしょう。そして、ついでにこう弁護してないと思う人が一人でも増えるのですから、世の中のためになると思いますよ。

そうすれば、そういった病院に通い続けるあなたがバカであり、その病院には寄りつきたくは彼が悪いんじゃなくって、真っ赤なビキニを着たおねぇちゃんがこの世の中にいるからだよ」

「あのお医者さんは、本当はものすごく良いお医者さんなんだよ。名医だよ。勉強をしないの

やったらいかがでしょうか？

神様のような〝名医〟がいる病院には行くな

「名医とは」「日本の名医たち」……そんな本をよく見かけますが優れた医師が優れた医療を行う。みなさんは、そんな幻想を持っていないでしょうか。

えっそうじゃないの？　とおっしゃる皆さん。

では、そうお思いの皆さんにこれからいくつかの質問をします。

治療を行う場所というのはどこでしょうか？

「病院です」

病院とは何をするところですか？

「病院とは、治療という作業を分業化して行う場所ですよね」

では、医師とは何でしょうか？

「医師とは分業化された病院という組織に依存して働く職業人ですよね」

以上のことを踏まえないと私たちは大変なミスを起こしてしまいます。

例えばAという医師が，Aという病院に勤めていたとします。この医師が，Aという病院の組織の中で何かの治療を行い患者さんが治癒したとします。ところがこの治療結果というのはあくまで医師Aの，Aという病院の中での成功のはずです。もし、まったく違う組織Bで医師Aが同じ治療を行った場合に、，Aと同じような結果が出ずに悪い方向へと向かってしまったら、この責任は医師が取るべきなのでしょうか?

医師が組織に依存する職業である以上、これは病院の組織に問題があり、その責任は病院が取るべきと考えるのが妥当ではないでしょうか……。

大病を患った人たちが時折こんなことを言いますよね。

「あのお医者様は素晴らしい。きっと日本でナンバーワンのお医者様に違いない」

はてはて、コマッタものです。たまたま出向いた病院と医師との相性が良かった。そして運が良かった。ひょっとして同じ医師でも違う病院だったら運悪くおっちんでしまっていたかもしれないのに……。運が良かっただけにもかかわらず、その医師はもう古今無双の名医様（ちゃんと仕事をしただけですけどね)。人が命を助けてもらったと錯覚すると、本当にあさはかなもので尾ひれがついて、「あの方は患者のために命をかけても惜しくないと思っている」なーんて、別にその医師の思想信条も知りもしないくせに人に宣伝したりする。その人のいる半径数キロメートルで、その噂を知らない人はいないくらいに宣伝しちゃう。そして、自分と同じような病気を患ってしまった人に「あのお医者様は、もう全てを任せて大丈夫よ」と言って、最後に「これはあなたのためだからね。あの先生に診てもらいなさい」と念を押してくる。

あれっ、これってよく聞く話ですよね。しかし最後の部分が少し違いますけど……、

「これはあなたのためだからね。あの教祖様にみてもらいなさい」

まったく人間って馬鹿な生き物ですよね。一度、運良く救ってもらったとなると、救ってくれた人間をまるで全知全能の神のように考えてしまう。偶然を確信と思いこむ、それを迷信と呼ぶのでしょう。そういうおばちゃんたちにかかったら、得体の知れない霊能力者も医者も同じです。信じこんで出向いた病院では十分に洗脳が済んでいますから何も疑いもしない。病気が悪くなっても、こんな名医にかかって悪くなるのは自分が悪いのだと思いこんじゃう。

そうなると医者も、まるで言うことを聞かない人間に罰を与える神様のようですね。

もともと医学というものは祈祷師が行う呪術から生まれたために迷信につきまとわれて成長してきたのですが、この治療に百害あって一利なしの迷信と医療を明確に切り離すために古代の人々はいろいろな努力を行ってきました。古代ギリシャの医師たち、彼らは医療を迷信と切り離すために「科学方法論」（この書物によって科学というものは生まれました）を書き、そして彼らの後継者は現在も迷信と戦い続けてきています。あくまで技術であり科学である。それが医療であり、科学文化です。バクテリアを発見した細菌学者のパスツールは一八七六年九月一〇日ミラノにおいて明治維新直後の日本人に向け、次のようなメッセージを送りました。

「日本の方々！　あなた方は世界の人々の目の前で、政治的、社会的に素晴らしい変革を起こしているが、科学文化の振興もあなた方の重要な関心事であることを切に望みます」

どうも偉大なパスツールの言葉は十分に私たちに届いていなかったようですね。

申し訳ありませんパスツールさん。日本人は科学者であるべき医者をも迷信の対象にしてしまっています。

「病院で病気を治す」。これは、症状が重ければ重いほど、相手の医師の仕事を疑ってかからねばならないことでしょう。一部の医療関係者は「患者と医師の関係の中で不信感が大きくなれば治療に影響が出る」と言っています。確かにそういった側面があるかもしれないことは筆者も認めます。しかし、そういった信頼関係は医師が治療の中で築いていくべきことのはずです。マインド・コントロールされてしまえば、医師が本来果たすべき信頼関係の構築を、患者のほうが勝手に作ってしまうのですから、「治療行為」を通じての信頼関係の構築が果たされない可能性が非常に大きいと言えるでしょう。病院で治療を受ける際には、何よりも相手の医師がいかれた奴で快楽殺人を病院でやっているかもしれないくらいに考えたほうが良いのじゃないですか……。その後、医師が立派に信頼関係を持てるような治療をすれば良いのです。

「指導料」はお小遣い

医療業界では、いろいろなものが治療費名目でお金が請求できるようになっています。例えば慢性病の方を治療する際に指導（生活上の助言）を行えば、その「指導料」を医師は請求できます。ところが「指導料」を実際に請求されている方で、ちゃんと指導を受けている人など、ほとんどいないのではないでしょうか？

いつも薬代だけで一〇〇〇円ほどだったのに、今日はどういうわけだか二〇〇〇円。

「あれぇ？」って感じの請求書をもらったことがないですか？　さて、もし、そういった請求を受けた方が糖尿病、アトピーなどの慢性疾患などの病気にかかっていれば、その請求の中には前述したような「指導料」というものが含まれている可能性があります。

指導と言えば、「これこれこういった食べ物を食べてください」「お風呂はあまり熱くせずに入ってください」など、その人の生活に即したかたちで行うものだと思うのですが、

「どうですか？」

「はい、いつもどおりです」

この会話で指導を行ったとして、「指導料」を請求しているところもあるのですからたまったものじゃありませんよね。

他にも、もっと賢い方法を思いついているところもあります。

「はい、どうぞ」と一枚のコピーを渡す。見てみると、どこかの健康雑誌の特集記事がコピーしてある。

これで、指導完了！

指導を受けていないにも関わらず「指導料」を取られる。こんなことが当たり前のように行われている。子どもの教材を高いお金で売りつける教材屋というのがいますけど、ひょっとすると、してもいない「指導料」を請求する医師というのは、クーリングオフで教材を返すことができるこの教材屋よりタチが悪いかも知れませんね。ところが、この詐欺まがいの商売をしている当の本人は、国がもらっていいって言っているからもらっているだけじゃん！ってな感じでまったく悪気や良心が痛むということはなさそうです。

ある病院でさっきのような「はい、いつもどおりです」という感じで指導料を取られた女性がいたのですが、彼女は疑問を感じて、受付でいつもより高い診療代について質問したそうです。すると受付のおねぇちゃんは……、

「これから、慢性病の方には一月に一回、指導料をいただくことになりました」と、堂々とお答えになったようです。

おいおい！　受けても、受けなくても指導料をとるんかい！　一月に一度、指導するって決めたから料金を取るの？　どうしてこんなふうになっちゃったのでしょうか。たぶん悪いのは私たちなのでしょう。黙ってお金を払い続けてきたから、彼らにこういう悪い癖がついちゃったのでしょうね。私たちはなんだかお金を無心する子どもに意味もなくお金をやり続けてきたようなものですね。

患者は医者の奴隷

死というものが恐怖の対象であるということは、誰も否定はしないでしょう。誰でもいつかは、死を迎えるものです。それは貧富や容姿、どんな条件にも関係なく全ての人に必ず訪れるものです。だからといって、いつか確実に迎えるだろう「死」に毎日、毎日、「いつか俺は死ぬんだ。いつか失われる人生なんだ。もうどうでもいいんだ」と悩み続ける人はいないでしょう。「右へ行く、左へ行く」「手を振る」「手を振らない」。個人の人生というものは、その場その場の小さな選択と決断の積み重ねによって作り上げられているのだと私は思います。「自分で選択する」、この選択が目の前から消えたときに、どうしても避けられない死の恐怖と向かい合うことになるのだろうと思います。

「もう、何も選択できない」そういった状況が、死ではないでしょうか？

「選択することができる」その大きさが希望というものではないでしょうか？

では、私たちが患者となり、医療の世界に身をゆだねたときにはどうでしょうか？

「何も自分で決められない」もし、全てを決めるのが自分ではなく医師である場合、この医師はあなたの人生の決定権を持つ、あなたにとっての絶対権力者となってしまうでしょう。そして、運悪くあなたの治療にあたった医師が自分の都合（ベンツに乗りたい。愛人がほしい）によってあなたの決定権に介入しているならば、あなたはそこで自分の人生を生きているのではなく、奴隷として医師に仕えていることになるのではないでしょうか？

もし、それがお望みならば、以下のようなことを守ってみてはいかがでしょうか？

こうすればあなたも病院の人気者

1. 病状が小康状態で、だらだらと入院し、手がかからない状態ならお医者様も喜びます。
2. メモを取らない。質問をしない。あなたがそのような患者さんでしたら歓迎されます。
3. 交通事故で入院しているのでしたら、だいたい三カ月をめどに退院しましょう。勘違いをしてはいけません。どれだけ、痛かろうが、苦しかろうが、あくまでもお金を支払っているのは保険会社様です。それ以上入院されると保険会社様のご機嫌を損ない、今後のおつきあいが難しくなります。病院に迷惑をかけたくないのならば、入院期間を三カ月までにしましょう。
4. 通院しているのでしたら、薄利多売の方針を貫かれているお医者様にとっては、すぐに治る病気にかかっておいでの患者さんも歓迎されます。どんな軽い症状でも薬局で薬を買って飲まずに病院へ行きましょう。
5. あなたが、痛みを訴える、食事が一人でできない、おむつをしている等、治療以外のことで手間がかかるなら死にましょう。病院の経営から考えれば手術などでお金を落としていただける患者さんのほうが儲かりますから、できるだけ早くベッドを明け渡しましょう。

6. どこも悪くないのに検査をバンバン受けましょう。
7. 病院側のミスであなたが亡くなられても、それに気づくような家族がおられない方は最も歓迎されます。

できますか？

できそうにないですって……

そんなことはないはずですよ。

皆さんは非常に「良い患者」さんではないでしょうか。

自分をよく振り返ってみてください。

病気の作り方

「病院へ行くと殺される」「病院へ行くと病気を作られる」こんなことを言って病院へ行くのをいやがる人がいます。こんな人を見て、あなたはなんて言うでしょうか？

「非論理的だ」「病院は病気を治すところであって作るところじゃないよ」きっと笑いながらそう言われるでしょう。

しかし、ひょっとすると病院に行くのをいやがっている人たちは、案外正しいことを言っているのかもしれませんよ。

盲腸をどうやってでっち上げるかなどの話を前にしましたので、今回は少しばかり精神科医がどうやって精神病を作り出すかを見ていこうかと思います。

ひと昔前になるのですが、世の中に突然のように学校に行きたがらない子どもたちが増えたことがありました。案外、マスコミなどが過剰に取り扱ったために突然増えたように見えただけで、実際は以前からあったのではないかと私は考えているのですが……。まあそれはさておき、この学校へ行かない子どもたちは「登校拒否児」と呼ばれ、まるで社会現象のように取り扱われた時期がありました。当時この登校拒否児たちは「登校拒否症」という病気にかかっているので、精神科医が診《み》なければならない精神病だと主張した医師たちがいました。多くの医師が私の治療法がベストだとばかりに本を書き、メディアに登場して主張しあっていたのですが、時間が経過して現状では登校拒否はどう考えられるようになってきたでしょうか？

精神病と診断され薬まで使われていたにもかかわらず、現在では登校拒否そのものが社会的な要因や家族的な要因で引き起こされていることがほとんどであるということがわかってきました。ここで、疑問があるのですが……効果があるとされていた治療のその後はどうなったのでしょうか？

「効果があった」

医師たちの主張したように、実際に効果があったのだろうと思われますが、それを少しばかり突っ込んで考えると、私は少々背筋の寒い思いがします。

「学校へ行きたくない」その原因はイジメだった。

「学校へ行きたくない」その原因は教師のセクハラだった。

病院で「登校拒否症」と診断され、その出来事の責任は病気のせいにされ、治療を受けた。原因が外部にあろうがなかろうが、そう診断され、治療に親が同意すれば治療は問答無用でスタートするのです。

誰でも傷つきふさぎ込んだり、閉じこもったりする。それは当たり前のことです。いつかは癒える心の傷を無理矢理に薬を使い、あるいは他の治療法（口頭投与：この治療法は言葉で暗示をかける等の手法によって行われますが、薬品を使うのと同じよう精神に副作用を生む場合があります）を使い、傷を感じさせない心に仕立て上げる。当時、社会現象ともなった登校拒否症にからんで、登校拒否児たちは医師だけではなく、精神を専門とする、あるいは自分は精神治療のプロだと称する人々によって、心をもてあそばれました。ここでは紙数に制限がありますので多くは言及しませんが、そういった時代に育った子どもの中に神戸の猟奇殺人事件を起こした「酒鬼薔薇《さかきばら》」がいました。

次にご紹介する例は、現在進行中かもしれないある女性に起きている話です。

拝啓　筑紫哲也様

あるテレビ番組です。その番組に二児の子どもを持つ女性が多重人格者として取り上げられていました。多重人格障害（MPD：Multiple Personality Disorder）、この言葉は、ダニエル・

キイス著の『24人のビリー・ミリガン』が発行されて以来、ほとんど流行のように使われていますが、まだまだ未知の病という部分が大きくWHO（国連世界保健機関）でもその定義は年々修正され、その診断基準は確固たるものではありません。そうなると、その診断も厳密を極め、子どもと大人の人格が現れるような多重人格障害の場合、大人の脳波と子どもの脳波が異なるのを利用し、それぞれの人格が出ている状態でそれぞれの脳波測定を測定することによって、人格が分かれていることを確認したり、アレルギー反応を確認するなど、いろいろな科の応援を得て、ようやく病名の固定が可能となるようなものです。幼女連続誘拐殺人犯のM被告などは、多重人格障害を疑ってしかるべき存在なのでしょうが、日本のトップクラスの精神科医が診断しても彼が多重人格者であるかどうかわかりませんでした。それほど、多重人格症であると診断することが非常に難しいということは、まず間違いないようです。

さて、この番組の中で多重人格症であると診断された女性は、ある時は幼女に、またある時には粗暴な男性に、一日のうちに何度も人格が入れ替わり、幼女の時には、甘えた声を出し、粗暴な男性の時には、自分の子どもを殴る蹴るの虐待に走ります。こういった姿を画面は映し、その次にテレビカメラは、自分がどうして多重人格だと気づき、どうしてそういった病になってしまったのか、彼女の口から語られるのを追いました。

「もともと、てんかん症だったんですよ」。そう語ると彼女は、自分がふと気がつくと知らないうちに体に青あざなどの傷がついているので、どうしてこのような傷がついてしまったのかを、病院の主治医に聞いたと言いました。そこで診断された結果というのが多重人格症だったようです。カメラは、その主治医がどうしてそう診断したのかを追いました。

「子どもの頃に虐待を受け、その事実から逃避するために人格が割れたのだと思われます」

そう語る医師の顔には、どういうわけだかモザイクがかけられていました。患者である女性は仮名で登場していますが、顔はしっかりと映っていたのですが……。

この医師の顔に、どうしてモザイクをかけなければならないのでしょうか？　WHOですらその診断基準に頭を抱え込んでいるというのに、そのような診断ができる医師ならば、たぶん国内でもトップクラスの医師に違いないでしょう。それとも、誤診の可能性があるから素顔が出せないのでしょうか？

WHOの報告書の一部に、医師が十分な知識がないにもかかわらず多重人格障害と診断してしまった場合には、それが強い暗示となり、医師が誘導し別の人格障害を患者に引き起こしてしまう場合があるとされています。

彼女の場合、彼女自身が語ったように「てんかん」という病気を持っていたのですから、記憶の陥没（一部の記憶が消える）というものは十分に考えられます。ひょっとして、彼女の体についていた傷はそのような状態の時についたものではなかったのでしょうか？　もしそうだとすると、この傷を元に彼女は、医師によって境界性人格障害（BPD：Borderline Personality Disorder＝激しく別人格かと思えるほどに気分がころころ変わってしまう障害）と演技性人格障害（HPD：Histrionic Personality Disorder＝擬似的な多重人格障害）が入り交じった、多重人格障害以外の精神障害に引きずり込まれた可能性もあるように私には思えます。

もし、この本を当時の撮影スタッフや関係者の方が読んでおり、目の当たりにした医師がそのような危険な診断を行った危険性があると考えるならば、是非とも他の医師にセカンド・オピニオンを受けられることを彼女に勧めていただきたいものです（ちなみにこの番組は筑紫哲也さんがメイン・キャスターとして登場されているニュース番組です）。

精神の疾患というものは、多くの場合暗示によって作り出すことができます。それにメディアが荷担する場合もあります。空気中を漂って感染するインフルエンザのように、電波や活字から伝染する「メディア感染症」と呼んでも良いでしょう。登校拒否、多重人格、そしてADHDとよばれ、落ち着きがないだけで病気にされ、精神剤の投薬をされる子どもたち（この件に関しては、欧米の多くの識者がそれぞれの世界で警告を発している）。私たちは病気にされるという観点からだけではなく、メディアで報じられること自体に疑問を感じなければならないでしょう。そのために「メディア・リテラシー」と呼ばれるメディアを見るための勉強が欧米で始まっています。

メディカル・リテラシー

教えてくれないならば、自分たちで知識をつけなければならない。また相手が騙そうとするならば、騙されないようにしなければならないでしょう。

古代ギリシャでは、くじ引きで政治家や裁判官が選ばれていたため、当時のギリシャ市民には、選ばれた者たちが、本当にその職責を果たす能力があるのだろうかという大きな猜疑心と不信感がありました。そのため、いかに政治家に騙されないか、また政治家や裁判官に選ばれた者たちに能力があるのかどうかを見抜く技術を習得していることが、当時の市民生活にとって大変重要なことでした。

権力者の言葉に潜むトリックや権力者の化けの皮を見破るためのテクニック、そのような自己防衛法を教育者として市民に教えていたのが、ソフィストと呼ばれる人々です。このソフィストたちの活動と同じような教育活動を行っている人々が現代にもいます。

一九八九年カナダのオンタリオ州において、メディア・リテラシーと呼ばれる一風変わった授業が学校で取り入れられ始めました。ある生徒はカメラマンの役を演じ、こういうことを訴えるためには、どういったカメラアングルにすれば良いのかを考えて撮影する。また他の生徒はディレクターを演じて、少しでも視聴率を上げるためにはどうやって番組全体を作り上げれば良いのかを考えながら番組を演出する。この授業では、生徒たちがテレビ番組というものが、どうやってでき上がってくるのかを、実際に番組を作りながら体験学習します。学習によって、受け手側が送り手の知識を得る。それによって作り手の意図を読み解くことが可能となり、自分たちがふだん見ている番組（特に報道番組）が、多くの意見を公平に採り入れているか、嘘のない報道を行っているかなどの検証が可能となる（一九三〇年代のイギリスにおいて研究が始まりました）。つまりメディアに騙されないための技術を身につける。このような教育が多くの国で導入されつつあります。

受け手側が騙されないようにするには何よりも教育である。古代ギリシャも現在もそれは代わりがないようですね。

「彼は何を言っているのか？」から始まり、「私は何を知ったのか？」を考え「真実とは何か」を検証し、「私は何を言うべきであるか」。漠然とした根拠のない信頼関係で多くのものを力あるものに委ねてしまっている日本人にとって、こうしたヨーロッパ的な方法はあまりなじめないかも知れません。日本では「〇〇物産の部長」「△△大学」などの肩書きから信頼関係の第一歩が生まれます。一見非常に便利な仕組みですが……しかし、どうでしょうか？　その相手が自分の命を左右しかねない人間ならば？

騙されないようにすべきはずです。

真実を知るべきはずです。

騙され真実を知らなければ、殺されても「ありがとうございます」を言ってしまっているあなたがそこにいるのです。

そして、相手は腹の中で薄笑いを浮かべている。

医師という看板だけで無条件で信じてしまう癖が身についてしまった私たちにとって、何よりも学習すべきは疑うことです。

でも、どうすれば相手を疑い、相手の言葉から真実を読みとることができるのでしょうか？

インドにサドゥと呼ばれる行者の人々がいます。「二〇年間、歩くときも座るときも寝るときですら、右手を挙げ続けている」そんな常人からはとても考えられない修行を彼らは行います。彼らにどうしてそのようなことをするのかを問えば、こう答えるそうです。「そんな質問は無意味だ。もし、知りたければ自分で試してみれば良い」と……医者の体のどこかにテープレコーダーでも埋め込めない限り（いいアイデアですね！）、相手が何を考えているかはわからない。相手が何を考えているのかがわからなければ自分で試してみる。まったくその通りじゃないでしょうか！　試してみればいいのですよ。

メディア・リテラシーのカリキュラムでは、生徒たちがカメラマンやディレクターの役回りを演じる。テレビ局の経営者としてどのような番組を作り、儲けをつくるのかを考える。それとまったく同じプロセスを通じて彼ら医師の言葉の中から真実を読み解けばいいんじゃないでしょうか。

自分や職員の給料袋に一円でも多くお金を入れることを考える病院経営者や、過酷な勤務の中で少しでも楽をしようとする医師。治療を受けようとする患者。

これらの状況を演劇のように作り出し、それぞれが演じてみる。

どんな倫理観に優れた医師でも、かすみを食べて生きているわけではありません。医師が私

たちの体でどうやって儲けようとしているのか、それを冷静に見ること。多くの体験を持ち寄り、彼らの言動と行動が一致しているものかどうかを検証してみるべきでしょう。

本来ならば多くの体験を持ち寄ったうえで行えば効果的に行えるメディカル・リテラシーなのでしょうが、ここでそれを皆さんに疑似体験していただこうかと思います。

あなたになりきっていただきたい役柄があります。

あなたは元気のいい四歳の子どもの親になります。

そして次の文章を読んでください。

利権は患者の体

一九九九年、四歳の男児が食べていた綿アメの割りばしをのどに刺し、その割りばしが脳に達して死亡するという事件がありました。この事件は各新聞にも掲載されたので事件をご記憶の方も多いことだと思います。

縁日だったのでしょう。たぶん元気のいいお子さんだったのではないでしょうか。その男の子は綿アメをくわえたまま転倒。自分が子どもだった頃のことを思い出せば、そのようなイタイ思いをしたことがある読者は少なくないと思います。日常にある危険性、それに備えるのが病院という場所でしょう。

もちろんこの男児の両親（あなた）も病院に連れて行った。そしてその病院では十分な治療を行ったはずだった。ひょっとするとノドを押さえて涙を流す子どもに親御さんは「明日になったらイタイのは治っているよ」と、頭をなでながらそんな言葉をかけたのかもしれない。ノドに簡単な薬を塗られた男の子は家に帰った。治療を受けたはずである。怪我や病気など日常にある危険性から身を守るために病院というモノがあり、多くの人々は医師や病院を信じている。この男の子の両親も同じでしょう。「いまは痛がっているけど明日になればまた走り回っているだろう」。しかし、この男の子は容態を急変させて二度と縁日を駆け回ることができなくなった。永遠に……。そして両親（あなた）は遺体を抱いて涙を流した。

もし、あの時に医者を信じなければ……そんな思いにご両親は駆られたのではないでしょうか。

当たり前の診療をしなかったこの医師は、業務上過失致死の罪で在宅のまま起訴されました。同年代のお子さんをお持ちの方ならば「当たり前だよ！」と手を叩いておられるかもしれません。だが、この医師が立件されたのは三年という月日がたってからのことです。そして、医療界では彼に同情する人も多いようです。もちろん、この彼とは亡くなった男の子ではありませんよ。過失致死で立件されている医師です。彼らの論法はこうです。

「緊急医療の現場は過酷を極めている。誤った判断はどうしようもない」

ほう、そうですか。大変なお仕事をされているから、中途半端なことをしても良いわけですね。一生懸命、多くの人のために仕事をされている聖職者がごとき皆さまは、当然の権利としてミスを許されるべきだとされるのですね。ちょっと薬を塗って、ハイ終わり！　親も納得しているし他の仕事も忙しいし、この辺にしておこうか……。たぶん、ひょっとすると割りばしが脳まで達しているかもしれないけど……、まっ、よっぽどなことがないかぎりそんなことはないだろうし……。過失致死に問われている医師を弁護する人々、そして彼が潔白だと信じているとする病院（つまり過失致死事件がなされた現場）は、この彼の判断を正しいとした上で弁護されているのでしょうか。

多くの医療過誤の事件があり、それを弁護する医者や病院がある。これは皆さんがテレビや他のメディアでよく見かける姿ではないでしょうか。危険な作業をする医師、それにミスはつきものであり、それを遠慮容赦なく糾弾するのは間違いだ。彼ら過酷な勤務をする人間を冒涜《ぼうとく》する暴挙である。ものは言いようですね。私も一瞬、そうかもしれないと頭を縦に振ってしまいそうです。

医師の権利と患者の権利、どちらを優先するのか。まことしやかにささかれている話、そして私たちは考え悩む。

はてさて……悩むようなことだろうか……まるで地下鉄に電車をどうやって入れるのかを夜も寝ずに悩んでいるようで……少し冷静に考えてみると実に滑稽な話じゃないでしょうか。いったい誰のための医療なのでしょうか。

誰かの権利を一方的に制限して自分たちの権利を守る、これは世に言うところの利権というものではないでしょうか。もちろんその利権とはあなたの体であり、あなたの家族の幸せです。

インフォームド・コンセント。医者が説明して患者が同意して成り立つ治療。私たちはこのようなものに期待をかけてはいけないのではないでしょうか。いつでも受け身。私たちはまず彼らを疑うことから始めなければならないでしょう。

もう一度、この過失致死に関して書いた前述の文章を読み直してください。そして事件が起きた日、医師はどのように考えて病院から子どもを帰したのかを考えてください。そして、あなたが子どもの親だったらどう感じるのかを……。

また、最近よく痴呆にかかった老人に大量に薬品が投薬（あちらこちらで同じクスリをもらう）されているということが報道されていますが、ここで皆さんにまた、なりきっていただきたい役があります。もちろん大量の薬品を投薬する側に……。そして、そのうえで私の質問に答えてください。

どうしてあなたは大量の薬品を投与するのですか？

他の病院でも同じクスリをもらっている可能性を疑いはしませんでしたか？

患者さんの体調が悪いのは薬のせいじゃないかと疑ってはみませんでしたか？

いったい、あなたはどのように答えられたでしょうか。その声は私には聞こえてはきませんが……たぶん自分勝手な答えではないでしょうか。

間違いを起こした医師の役割を自分に振ったときに見えるもの、それはおぞましい姿ではないでしょうか。

そして、ああ！　やだやだ！　と言いながら、そんなヤツはいないし、自分はそんな不幸な思いをするはずはない。もうそんな想像なんかしたくないとお考えかもしれない。ここでそんな人々に少しばかり趣向を変えてお話をしたいと思います。


人間の想像力は知識さえあれば、ミクロな世界から大宇宙まで、そして未来も過去も頭の中で作り出すことができます。

私はこの想像力こそが人の可能性だと信じています。そして、それは全ての人にあるものです。苦しみを想像すること、不正を想像すること。それが不快なことであっても想像すること、それは結局は自分のためであるのではないでしょうか。

たとえ、それが想像であっても知識を身につけなければならない。知識がなく想像力がなければどうなるでしょうか。

それが病の場合、あなたは医者の前でシュンとなり、へぇへぇとうなずくばかり。縦社会の中で優秀だと言われている人間ほど、自分が無知な場所では無力感を強め、相手に飲み込まれてしまう。そのうえに医者に劣等生のレッテルを貼られまいとなんでも同意する。なにも聞かずにいきなり、「ハイ、あなたはすぐに検査に行ってくださいね」。まるで家畜のように……。医者に人間性まで診られる必要性はまったくないはずじゃないでしょうか。人間性を問われるのは、人間らしい判断をするかどうかがあなたの苦しみに直結している彼ら医師のはずじゃないですか？

特に病気にかかっている方々は、気弱に「この病気にどんな薬を使えばいいのかわからないし、病気の正式名称も知らない」と言われる方が多いと思います。あなたは間違っています。あなたの病気、つまり不快は、あなた自身が持っている情報じゃないですか！　あなたが想像しなければならないこと、それはあなた自身の苦しみを増したときの姿。そしてそれに怖れを抱くこと、けっして医者に怖れを感じてはいけません。

確かに医療というものは複雑な体系でできていますし、一朝一夕に学習することは不可能です。だからと言ってメディカル・リテラシーが成立しないかというとそれはまったく違います。医療の世界は特殊な分野という思いこみ、それが私たちに手出しをさせないような雰囲気を作り出していることは事実です。しかし要は病気が治ったか、苦痛を取り除けたか、和らげたかということを焦点にすれば、治療を評価する者は医者ではなく、あなたになります。あなたはあなたの体をもって医者を評価できるのです。

病に倒れたならば、あなたは苦しみに耐えたりせず、できる限り多くの人にそれを伝える。そうすれば、多くの知識など必要とせずにメディカル・リテラシーは行えるのです。

その結果、治療に伴う苦痛、無駄な診療などはこの世から消え、人の苦しみに共感を持てない医師は消えていくのではないでしょうか。医療の知識とは苦しみを知るということに他ならないのですから。できれば想像力と苦しんだ人々の経験を元に、メディア・リテラシーのように苦しむ前の教育というものが確立され、騙されないため、苦しみを相手に伝えるための訓練の機会が、多くの人にもたらされることが好ましいと思うのですが……。

古代の医師キリスト

ある湖の側で、その男は病に苦しみ命を閉じようとする人間のかたわらで涙を流していた。古代のある湖畔での出来事。男はルカという名の医師とともに村々をまわり、助けを求めてあばら屋の中からはい出してくる人々の命を助けようと懸命に働いていた。

「この苦しみを少しでも和らげてあげたい」

「できることなら私の健康や命と引き替えにしてあげたい」

彼は自分に助けられぬ人々を見るごとに、自分が奇蹟を起こせぬことに苦しみを感じていた。体の苦痛を癒すことはできないにもかかわらず、病に苦しむ人々は彼を見ると彼のもとに這《は》いだし、自分の苦痛を彼に訴え、彼は「私には奇蹟を起こせぬ」と涙を流して苦しむ人に許しを請うた。

彼の名はイエス・キリスト（私が歴史上最も美しい人と信じている人物です）。自分には奇蹟を起こせぬ、涙を流すだけだと自分自身で言った人物。後世の人々は彼をメシア（救世主）と呼びましたが、彼の行ったのは村々をまわり治療するという行為、つまり宗教的な医師の仕事をしていたのでしょう。特に、彼が人の苦痛を共感できたということは、当時の多くの苦しむ人々を心安らかにしたのではないでしょうか。

職業医師のルカと村々をまわり、当時悪業があるから病人となるという迷信から起因する差別意識に凝り固まっていた人々を後《しり》目にイエスはそのような罪はない（当時の思いこみの中では許すという言葉を使っています）と言い、ライ病の人々や盲人の人々に治療を与えていました。それも働いてはならぬ安息日に行っています。

ある意味、こういった民間の迷信に迎合していた当時のユダヤ教会からすれば、キリストは破戒僧だと言っても良いでしょう。キリストが預言者と多くの人々に認められてしまえば、自分たちの権威が失墜する可能性が大きかった。また、ローマの政変により弱体化の兆候を見せていた植民地政府は、キリストが多くの人々にメシアと呼ばれることが大きな脅威だったのではないでしょうか。

為政者側の思惑はこのようなものだったのでしょうが、実際のイエスは、私はメシアではないと宣言し、私には奇蹟など起こす力はない、宗教的な再臨でもないと宣言しています（キリスト語録）。故に彼キリストは政治的にはまったく無力な人と言っても良いでしょう。にもかかわらず人々はことあるごとにメシアとして、預言者として、キリストを持ち上げる。大きな争いの根源としてキリストは存在した。ただ、苦しむ人々を救いたかったのに……奇蹟を起こせぬ自分の無力感とそして暴力の根源となる自分を振り返ったとき、イエスは争いの源である自分を抹殺しようと考えた。そして、でき得れば自分の博愛の気持ちだけを残したかった。そして当時の最大の宗教犯罪である神殿の冒涜とメシアを名乗ることを選び、処刑されることを選んだ。ここでキリストは自ら罪を犯すことを決めた。

処刑する者に殺人という罪を犯させること、弟子たちを裏切らせること、真意を汲んで付き添う者を裏切ること（ユダはキリストを裏切ったと思いこみ自殺）、多くの神学者たちはキリストは罪を犯さなかったとしたがっていますが、私はキリストがこのような罪を犯したと考えます。はりつけの刑、これはローマへの反逆罪に適応される罪です。

そしてユダヤ教への宗教犯罪に関しては石打の刑をもってあたっていました。通説であるキリストは磔刑で処刑されたという説を採ると、キリストが自分自身の自殺手段として考えていた宗教犯罪で処刑されるのではなく、反逆罪で捕らわれたということになり、キリストという人物の政治的な不見識さがくっきりとしてきます。政治的な不見識、裏切りそして自殺、愚かな人間と言っても良いかもしれません。

キリストは磔にされた際に、裏切った弟子たちが罪で裁かれぬように祈り続けます。たぶん、最後には自分の罪も許したのではなかろうかと私は考えています。

しかしイエスは罪を起こさなかったということを前提とする人々によって彼が神として祭り

上げられたときに、イエスの博愛の精神を伝えようとする教会はイエスの罪を正当化する。つまり、今の医学界が医師の罪を隠そうとするのと同じようなことに全力を注ぎ、人をしばりつける組織になりました。

医師とは何よりも苦痛に共感あるいは理解を持てる人間である。そして自分の過ちを認められる人間である。そんなことを古代の医師イエスは教えてくれているのではないだろうかと私は考えています。

また、同時に過ちを過ちとして認めないばかりか、正当化しようとすることの恐ろしさを、歴史は教えてくれていると考えます。

信じられることよりも癒すことを最優先した古代の医師イエス。それに引きかえ現在の日本の医師たちは、癒すことよりも信じられることに重点をおいているのではないでしょうか。それも手荒な言葉を使い、まるでマインド・コントロールするかのように……。

マインド・コントロールする医師

「ひょっとすると、体に傷をつけるかもしれないから、旦那さんになる人に許可を取ってから病院に来なさい」

病院でこんなことを言われた女性がいます。彼女は結婚式が迫っているので入院の時期をなんとか延ばしてくれないかと懇願し、その懇願に対し、この言葉が返ってきたのです。しかし医師の言葉はこれで収まったわけではありません。

ぽかんと聞いている彼女に、この医師が次に口にした言葉は……、

「結婚する前に傷物になるんだから、ちゃんと許可を取ってこいって言ってるんだよ！」

いったいこの医師は何を考えているのでしょうか。原始人のような価値観を持つのは勝手ですが、それを他人に向かって言うとは……。

たぶんこの本を読んでくださっている読者の中にも、医師の不愉快な暴言で傷ついた人はおられると思います。新聞のアンケート特集などで時折見かけたりしますが、医師の暴言というものは少なくないようですね。「がたがた言わずに言うことを聞けよ！」とか「痛いのは我慢するのが当たり前だろう！」とか……。言葉だけじゃありませんよね。こちらが話しかけても無視をするというのもあります。

さて、ここではこういう暴言を吐く病院、無視をする医者がいる病院は経営が苦しい、あるいは薬音痴の医者がいる病院以上に危険かもしれないということを書いてみようと思います。

患者に偉そうにするということは、どういうことでしょうか？

偉そうにする＝その医師がその病院の経営者である。あるいは、その医師がその病院の中での実力者である。どちらにせよ、その病院の中で権力を持っているということは間違いないと思われます。そのうえで病院で本来、お客さんとして来ている患者さんに暴言を吐いてしまう。これはどういうことでしょうか？　また、どうして私はそんな医師を危険だと言っているので

しょうか？

医師の言動とそんな医師が経営あるいは勤める病院についてこれから話を進めるときに、「自分に自信があるからそういう言葉も出るのだよ。たぶん、そんなことを言えるお医者さんっていうのはいい仕事をするんだよ」とおっしゃる方もいらっしゃるかもしれません（実際そんな口の悪いべらんめぇ調の医師を主人公とするドラマもありますね）。

「うるせぇんだよ!! 俺には俺のやり方があるんだよ!!」

そんな威勢のいいことを口にして、自分の仕事をやり抜こうとする職人さんを連想されているのではないでしょうか？

これは自分の仕事への自負からお金を払ってくれるお客さんにですら仕事への口出しを許さない、つまり作業の関与を許さないということですよね。妥協なく創造性を発揮しなければならない職人さんならばそれでいいのでしょうが、これが医師の治療行為という危険性を帯びた作業の場合はどうなるでしょうか……。

パーシェントクルーという考え方が医療先進国において重要視されています。「あの先生には、座ればぴたりと病気がわかるんだよ」なんていうのが名医とされている日本では少し異質な考え方かもしれませんが、この考えにおいては医師が職業人として病気と闘うためには、患者からどれだけのヒントを引き出せるかを最も重要なことと考え、その際には医師が職業として信頼関係を作らねばならないというものです（これは営業の仕事などをしている人にとっては当たり前のことですよね）。

「お腹のこの辺が痛いです」という単純な言葉も聞き入れずに、医師が検査結果だけを見て、「ああ、○○だね」という調子なら、その医師は患者からまったく何のヒントを得ることもできないでしょう。医師にとって患者がどんな病気にかかっているかを知るのにもっとも重要なはずの自覚症状が、コミュニケーション不足を原因として伝わっていない。これが、誤診の生まれる背景の一つでしょう。

手旗信号をふだんのコミュニケーションの手段にしているという人でもない限り、言葉によってコミュニケーションを行うのですから、話しにくい相手や言っていることが十分に伝わらない、伝わっていない医師は問題外でしょう。話しにくい雰囲気で自分の痛みが話せなかった。なのに「なんであのとき言ってくれなかったんだよ」と、医師は病気が重くなったあなたに強気でそう問いつめる。それで、あなたは自分が言わなかったから悪かったんだ、と思い込まされる。

病院というところにいったいあなたは何をしに行ったのでしょうか？　病気を治しに行ったはずですよね。病気の治療をして健康な体を取り戻すために来たのですよね。じゃあ、どうしてそこで申し訳ないことをしてしまったなんて思うのでしょうか？

悩み、苦しみ、いろいろなことを抱えてカルト的な新興宗教に入信する人たちがいます。この人たちも病気を抱えた人間と同様に救いを求めて入信したのでしょうが……最終的には癒されるのではなく、自分を奉仕の対象として教祖に捧げるようになっていきます。

癒されたいという気持ち。

癒されたければ自分を捧げる。

病院をそんなカルトな団体と一緒に考えてしまったら駄目です。

症状が重くなったあなたに本当に必要なのは、自分が悪いと思い込むことではなく、「バカヤロー、言わせなかったんじゃないか！　このタケノコ医者メ！　治せよ!!」

この言葉を医師に浴びせる勇気です。

自分が医師と向かい合ったときに卑屈な気持ちになっているとしたら、自分と医師の関係を何よりも重視してしまい、そんな気分になってしまっているのだと思われます。「人間関係を重んじる」「和を持って尊しとなす」この純日本的な感情はそれはそれで使い場所さえ間違わなければ良いものでしょうが、ここでそんな悠長なことを考えてはいけません。あくまであなたは治療という行為を医師に求めて病院に来ているのですから……治らなかったら信頼関係はそこまでです。許しを請うのは相手のはずです。

患者との関係が良くないと、医師はその治療に必要な情報を得られないと書きましたが、先ほどから見ているような口の悪い医師に診《み》られるということは、その他にどのような危険性が潜んでいるのでしょうか？

病院というシステムは薬剤：薬剤師、ケア：看護師、機材操作：技術者、そして医師によって構成されています。この中でもっとも責任が重いのは医師ですから、病院というシステムの中心は医師と言っても良いのでしょうが、ここで医師が王様のようにふるまってはいけないということがわかっていないと、自分ですべてを勝手に決め、他の人間の言うことをまったく受けつけなくなってしまいます。自分が症状を見つけられなくて病気が重くなったのですら患者のせいにするのですから、看護婦さんや薬剤師さんがミスを指摘しようものなら……きっととんでもない剣幕を起こすでしょう。それだけならまだしも、必要なスタッフをそろえていない可能性もありますね。例えば麻酔医などはその際たるものでしょう。

麻酔医がいない病院には行くな

麻酔をかければ痛みを感じないと思われている方が多いと思いますが、あくまでそれは本人が痛みを覚えていないだけのことであり、脳が麻痺しているだけのことです。実際は脳以外の神経では痛みを感じ、それを原因としたストレスが体の各所に及び、そのストレスが生体の限界を超えると生命そのものに危険が及ぶことがあります。そういった危険性を最小限にするために血圧、体温の管理、人工呼吸の管理あるいは投薬などを通じてこのストレスを最小限にするのが麻酔医の仕事です。

ところが、この麻酔医を日本ではほとんど見かけない。病院側に需要があれば多くのなり手があるのでしょうが……。

○○という病気の手術の保険点数は何点だ（この点数が実際の収入につながります）……とすると麻酔医は参加させないほうがウチは儲かるな。てな具合で麻酔医が削られ、せっかく専門化した職種である麻酔医を使わないから需要も少ない。

よっぽど大きな病院でなければ、麻酔医というものはほとんど見かけません。では、いったい誰が麻酔医の代わりをやっているのでしょうか?

執刀を担当する外科医やコウ（手術で切開した場所を大きく開き、手術の手助けをする道具）を持つ助手が麻酔医を兼任することが多いようです。一方でメスやコウ、照明を使いながら、もう片方で麻酔医の代わりをする。もし、ここでアクシデントが起きれば術場（手術室）はもうパニック状態! 何の知識もない看護婦さんが麻酔医の代わりをしたり、コウをひいたり……で……患者さんには大きなダメージが残る。

ちなみに医療先進国では医師やその他の医療従事者との役割分担が進み、看護婦がその場で診断しても良い（医師が最初に治療法を設計した範囲内で）、治療を行っても良いというレベルまで分業ができてきています。今後医療先進国では医師は責任を取る、治療法を設計するという作業のオペレーターとして進化していくものと考えられています。手術という最も危険性の潜む治療行為に麻酔医という専門家を参加させない。そんなことが当たり前のように行われているのですから、欧米各国のような分業と専門化などはひょっとすると日本では望めないのかもしれませんね。

設備投資に協力させられる患者

医師がどうして機器を使って検査をしたがるのかを、よく考えなければなりません。例えばＭＲＩという機器があります。これは磁気を利用して血の流れなどを立体的に把握して、脳の障害を探し出したりするためにあります。ところが、症状の原因を聴診器でも探し出せそうな場合でも、

「一応念のために……ＭＲＩを使って検査してみましょうか……」と言われます。えっ、ＭＲＩ。なんじゃそれ。痛いんだろうか？ などと顔を曇《くも》らせていたらそこは商売人（ごめんなさいね、勤務医の皆さん。皆さんがそう言わされているのは十分知っています）。あなたを安心させるような言葉が続きます。

「レントゲンなんかと違って放射線なんか出ませんし、全然痛くないですよ」

ここであなたはほっとして、医師が予約の空きを確認して検査の日を指定される。ごたいそうな機械を使っていったい何を？と不安になるかもしれません。これは単に聴診器を使っての聴診や、さわって調べる触診では報酬が請求できないだけだからです。設備投資と利益の経済的法則から導き出される検査法。もっと平たく言えば高い機械のローンを払って、それでも利益が出るようにするってことです。だからできるだけ使いたいのです。

ところが、この目玉が飛び出しそうな価格の機械を本当に必要とする脳障害等をもった急患の方々が、不必要な検査の予約でいっぱいになってしまい利用できない状況になっています。その検査が本当に必要であるか、必要でないかを自分で判断しなければなりません。検査は病院の投資回収のためにあるのではないのです。

大学の医学部に入学すると、一年目の終わりぐらいに不思議な実験をします。医学部の授業というと「解剖実習」「臨床」などを思い浮かべますが、ここでとりあげたいのはタマネギの繊維を染めて顕微鏡で見るという実に地味な実験です。

この実験はいったい何のためにあるかというと、「グラム染色」（採取したタンなどを染色して、次に色を抜いてみて、そのタンから病気を判断する）という実に地味な検査の基礎知識を与えるために行われる実験なのですが、ところがこの実験の意味も知らずに多くの医師は現場に立たされる。国外ではこのグラム染色は医師ならば当たり前に行える検査であり、その検査時間も五分という実に優れた検査法なのですが、大がかりな数億円もする検査機械と比べるとあまりにも収益性が悪いために敬遠され、日本ではほぼ絶滅に瀕している検査法です（その他にも聴診、打診、触診を中心としたクレンペラー診断法などをはじめとして、非常に優れた機械に頼らない診断法が数多くあります）。どれだけ有効な検査法であろうとも、収益性のために日本では実施されない。それどころか無駄な検査を乱発して収益を上げるために患者は機械の前に立たされる。それが日本の現状です。

ＭＲＩだけに限らず、何かの検査を受けさせられる場合には、必ずそれが本当に必要な検査なのか、必要でない検査なのかを医師に問いただす必要があります。そして、その検査を納得して受けるのならば、結果を記載した用紙やレントゲン写真は必ず持って帰りましょう。ここで勘違いされている方が多いと思うのですが、レントゲン写真や検査結果などの所有権は、カルテなどよりもはっきりと患者のものであるとされています。あなたが、担当医の顔がどうも気にくわないから他の病院に行きたくなったとしましょう。新しい病院に行ったときには、最初から検査をやり直しになってしまいますよね。

「もう一度検査をします」

「いえいえ。ここに検査結果がありますので……」

ここであなたは前の病院でもらってきた検査結果を鼻高々に出してあげればいいんです。新しい病院のお医者さんに……。

でも、ここでもご注意くださいね。こんなことを言われたらご注意ですよ。

「うちとデータの取り方が違うので、できたらもう一度検査をしたいのですが……」

ひょっとすると前の病院の医者は間違ってデータをとったのかもしれない……ここでもしっかりと理由を聞きましょう。そしてあなたが納得して検査に同意するならば、医師の目の前でしっかりとメモを取りましょう。

「はい、わかりました。検査を受けます」と言ったら次に……、

「先生のお名前は？」そして、名前を書き込んでいるところをしっかりと相手に見せてから日付を書き込み、相手の医師が必要だとしている処置や検査の内容をメモしましょう。

医者が疲れて患者を殺す

先日インターネット上である大病院の医師と話したのですが、その中で彼はこんなことを言っていました。

医師「まったく、ウチの病棟は毎月四十人も死ぬってのに医者は若造と私だけなんですよ」

私「ほー、それは大変ですね。過労死なんかしちゃあ駄目ですよ」

医師「いや、いや……ご心配ありがとうございます。最近、重体の患者さんが二**人ほど死んでほっとしている**ところですよ」

仕事を必要以上にさせられることには同情を感じますが、患者さんが二人死んだことを喜んでいるというのはなんともいい気分がしませんね。もし、この死んだ患者さんというのが私や今この本を読んでいるあなたの肉親ならどんな気持ちでしょうか……。

医師たちが額に汗をかいて働いている。これはどこの病院でも見かける勤務医の姿です。いったい、この人はいつどこで眠っているのだろうか……そんなお医者さんに出会うと尊敬の念を抱いてしまうのですが、本当にそれは患者にとって良いことでしょうか？

医療というものは高度に細部分化されています。病院というものは、そういった細分化の前提で組み上げられた機能するシステムのはずです。そういった場所で過酷な労働が行われれば、必然として作業の質は下がってきます。その結果、十分な治療も行えずに患者さんを殺してしまう。

過酷な勤務を医師に強いればどのようなことが起こるのか……。

そんなことは病院側も承知しているのですから、過酷な勤務を医師に強いる病院で起きるミスは過誤ではなく最初から悪意のある犯罪だと言っても過言ではないでしょう。

大病院の危険性

大病院は安心できると皆さんは思われているのでしょうが、ここでは大きな工場を例にして大病院の危険性についての話を進めてみようかと思います。

大きな工場では作業を細分化し、作業自身を単純化することにより品質を一定にして商品を作っていくのですが、病院も同じようにその作業を神経外科、循環器系……リハビリというように、細分化することによって効率を高めながら作業を行うように設計されています。

ここで皆さんに考えていただきたいことがいくつかあります。工場の場合、もし作業を単純化（これは、限度があるということは皆様も十分におわかりですね）しながらも、必要な熟練工が十分な数だけ集まらなければどうなるでしょうか？　工場というシステムのなかで工場内にある機械さえ扱えないような工員が増えた場合、現場に大きな混乱が起きるのは間違いないでしょう。この本を手に取られている方のほとんどは、何らかの職業に就いていると思うのですが、もし、その職場で仕事のことがはっきりとわからない人間が多数を占めるようなことが起きた場合、どのような事態になるかを想像してみてください。

日本の多くの大病院では、十分な経験を積んだ医師が少なく、経験の浅い、研修医を終えるか終えないかぐらいの若い医師が主力となっているということをどこかで聞かれたことはないでしょうか？　あるいは、自分が通院されている病院で見かけるのは若いお医者さんばかりということはないでしょうか？

現在、大病院（おもに大学病院になりますが）での医師が原因で起きる“英語で書かれた説明書を読めなかったために一週間で投薬する量を一日で投薬した”などというような間の抜けた医療事故は、熟練工の数が少ない工場で起きるミスと何ら変わらないような、まったく馬鹿げたものです。ミスを起こすほうにとっては、「十分な経験を積んだ医師が少ないために起こった」「人手不足」ということなのでしょうが、そのミスを起こされる患者さんのほうはたまったものじゃありません。では、このようなことが起きるのはどうしてでしょうか？

開業医たちが作り出すデメリット

「働けば賃金を得る」。これは労働の原則ですが、ここでは労働と賃金の関係の中でどうして大病院などで勤務する医師に経験の浅い医師が多いのかを簡単に説明します。

勤務医の年収は一般の人の年収とそれほど大きな差はないのですが、開業と同時にその年収の平均は一気に二〇〇〇～三〇〇〇万円に跳ね上がります（一流どころでは自分の年齢×一〇〇万ということのようです。開業によるメリットは金銭的なものだけではありません）。最近は開業医が増えて競争が激しくなり、年収が下がったと愚痴をこぼす医師の話が新聞に載っていましたのでご紹介しましょう。

「まったく、商売あがったりだよ。今まで年収が三千万だったのに一千万も減って、二千万円になっちゃったよ」

まあ、そうこぼすのは結構なことなのですが……。

この愚痴をこぼしている医師の年齢は七〇歳。リストラ流行りの今のご時世になんともうらやましいことです。

町医者での業務というものは、風邪、腹痛などの簡単な医療活動がほとんどになります。複雑なものになれば大病院に紹介状を書いて、そちらへ行ってもらう。このシステムがまた優れもので、初診から紹介状なしで大病院に行ってしまうと、初診料の中にいつの間にか患者がペナルティを払わされるメカニズムが作り上げられています。つまり、紹介状なしで大病院へ行くと初診料が高くなるということです。ところで、この紹介状を持っていく先というのは、紹介状を書いた医師が出身した医局のある病院が多いようです。

難しいことは人任せなわけですから、町の診療所などがミスを起こしてしまうリスクは非常に小さい。だからさっきのような年齢の方でも……。

軽作業の上に責任も軽く、収入も増大するとなれば、賃金報酬を得る労働者としての医師が開業を目指すのは当たり前でしょう。おまけに紹介状を書いた先で何かの医療過誤事件が起きた際にも、紹介した医師が責任を取る必要がないような仕組みになっているのですから、これほどおいしいことはありません。こうした理由から医師が開業を好むのは、その責任の低さと収入の良さからであり、大病院に勤めないのは責任の重さからと言っても良いのではないでしょうか。その結果、大病院に必要なベテランの医師がいないのではないでしょうか。

医師の過酷な勤務実態

ドイツなどの医療先進国と比べると、日本は人口当たりの「病院」の数が多いようです。それだけを考えると良いことのように思えますが、人口当たりの「医師」の数を考えると今度は逆転し、ドイツのほうが一人当たりの医師数は多くなります。

これがどういうことかと考えると、日本は病院の数は多いが、その病院の中で勤務している医師の数が少ないということになります。細分化された作業をこなすにはそれなりの労働力の集約が必要になってくるのですが、どうもその集約が成功していないようです。それを裏づけるかのように、毎年大病院に勤める医師が過労死を起こしています。医師が働きすぎ疲れ果てている。そんな状態でまともな診療ができるのでしょうか？　また、この過大な病院数は医師の過酷な勤務を招くだけではなく、十分に人手が配備されシステムとして効率よく動作している病院と比較すると、一人の医師が専門化された分野でのエキスパートとして育ちにくいという側面が出てきます。つまり、人手不足により、本来他の専門教育を受けた人間が、今日は外科、明日は内科というように専門外のことをさせられます（もちろんこれは単純な治療作業に限りますが）。その結果、自分が専門とする病気の臨床経験が極端に少なくなってしまい、専門家として育ちにくいという背景が生まれてきます。

頭が痛いと思って病院に行き、「大丈夫ですよ」と気軽に言われて頭痛薬をもらって帰ったら、突然吐き気がして、ぶったおれて救急車。

あけてびっくり脳溢血。

命は取りとめたが下半身不随の上に言語障害。

あとでうわさ話で聞いたら、自分に頭痛薬を投薬してくれたあの医者は皮膚科だった。

そんなことを防ぐのはいたって簡単！

診察室に入ったらひとこと聞いてみましょう。

「先生のご専門は？」と。ここで口ごもるならば、その先生は専門外の医師である可能性が非常に高いですよ。そういう病院では餅は餅屋、家を建てるなら大工さんという当たり前のことを理解していない経営者によって運営されている可能性が大きいですから……とっとと逃げましょう。

先ほど私がネットで会話したと紹介した医師などはその象徴のようなものでしょうが、ひょっとすると過酷な勤務をしている医者は、心の奥底で、この患者死んでくれれば自分が楽になるのにと願っている部分があるのかもしれません。

地域医療と開業医

医療が細分化され、そして細分化されたもののエキスパートとしての教育を医師が受けるようになってきたため、診療所のように診察から治療まで一人で行わなければならないようなところで、医師が一人で働くということは無理があるようになってきています。

このような状況を受け、診療所で病気を治すより病院で病気を治す人のほうが多いはずでしょう。実際どこで診療を受けているか統計を取ったところ、六割以上の人々が病院で治療されているそうですから、多くの人が診療所よりも病院のほうが信用できるということを体感しているのでしょう。職業としての医師はその作業を細分化され、他科のことは特別に勉強するつもりがなければわからないというのが医師の実体なのです。内科は内科、外科は外科。いろいろな医師がいて多角的に判断し、治療するというのが病院というシステムです。

そのために、医師になるための最終段階で、医師は細分化された医療のオペレーターとして訓練され第一線に出ていきます。ところが細分化された作業の専門家として訓練されているにもかかわらず、多角的な判断が必要な診療所を医師は開業したがる。一人で診《み》て一人で病状を判断し治療をする……。今の医師にそれができるのでしょうか?

循環器系と看板に書かれた診療所に来院された患者さんが、実際には神経科に行くべき患者さんだった……。

で、患者さんは紹介状をもらって神経科に向かう。もちろんこの場合も医師はしっかりと初診料を取っているのですから、おいしいといえばおいしいですけどね。もちろんそれで患者さんは二度手間を踏んでしまう(他の病院に紹介してもらうだけならまだいいのですが、診察をして医師も患者さんの病状を的確に診断できずに、無理矢理、循環器系の病気をでっち上げてよけいに悪くするということもよくありますね)。

現状の教育で育った医師たちがまともな診療治療ができないにもかかわらず、できないことをできることとして診療所の看板を掲げて営業している。現状の教育制度では医師が診療所を開くなんてことは不可能に近いことだと考えていたほうが良いでしょう。

これが、私たちの身の回りで最も効率化され、安全性を高めなければいけない場所であるはずの診療所を中核とした地域医療の実体です。私たちはこのような不便と危険性を、どこかの誰かさんに与えられているのです。

医師会という集団があります、彼らは日本の医療に大きな発言力を持ちますが、この集団はどのようなものだと皆さんはお思いでしょうか？

日本の医師の集まり。

はい！　そのとおりです。ただし、開業医の集団です。

皆さんはひょっとしてこの巨大な政治力を持った集団が医師全体の発言を代表すると勘違いされていませんか……。彼らはあくまで日本で行われている治療の四割を担っている開業医の集団にしかすぎないのです。

では、この集団がどこかの誰かさん＝真犯人なのでしょうか？

限りなく黒に近いですが、もしそう判断されたなら、それは大変な冤罪かもしれません。

適性がないかもしれない人間に診療させるようなシステムを作った本当の犯人は、もっとあなたの近くにいます。あなたのまわりを見回してください。

あなたはいまどこにいますか？

通勤中の電車の中ですか？

お家のリビングですか？

それとも入院中のベッドの中でこの本を読まれているのでしょうか？

さて、あなたの身のまわりにいる人間とはどこの誰でしょうか？

それは何の根拠がないにもかかわらず、お医者様はエライと思いこんでいる人々全てです。

……そして、あなたが鏡をのぞき込んだときに必ず現れる見慣れたあなた自身もそこに含まれているかもしれませんね。

マテリアル（材料）

施設や必要な医師が、そこに行かない限りない（いない）という場合には、そんな病院に行くしかないのでしょうが、医師たちは次に書くような算段で患者さんを大病院に送り出すこともあります。十分にご注意ください。

とある、病院の電話がなる。

「いつも、お世話になっております」

ふだんなら誰にも頭を下げたことのないような医師が電話を取ったとたんに相手に対し、まるで目の前にその人物がいるかのようにペコペコと頭を実際に下げて応対をしています。いったいどのようなことを話しているのでしょうか？　ここで少しばかり盗聴器を仕掛けてみましょう。

曇《くも》った声で何かを呟《つぶや》くように言っています。どうも相手は、電話を取った医師と同じ年格好の人間のようです。どうも、自分が出身した医局の部長のようです。

「最近、外科手術の教材が少なくってねぇ。君の所にちょうどいいのいない？」

「えーと……今はちょっと」と言うなり二人の会話にしばらくの沈黙が流れています。

数秒のことですが、二人の心はこのような会話をしているのでしょう。テレビならピーって音が出て、「このシーンはお見せできません」という画面が出るところですね。

「うちの患者しかいないよ」電話を受け取った側の医者は腹で言うと、

「あっそう、じゃあ、もうおまえの所から来る患者は診ないし、機材も利用させないからね」電話をかけてきたほうが腹で返す。

で……

「それは、困ります。適当な患者を見つけますから……」口には出さないが腹でお互いの意見が合意に達する。

古くは悪代官と越後屋の時代から続く腹芸というのは、ここでも伝承されているということですね。それにしてもこの越後屋……いや、電話を取ったたほうの医者はちょっと弱腰ですね。ひょっとすると、はあまりできのよくない息子さんがいるのかもしれませんね。おまけにその息子さんは、自分の出身医局に勤めさせているのかもしれません。ここでも出てきましてねぇ、バカ息子が……。

「息子さんの成績がどうもねぇ……」

「では、うちの患者さんを寄付しますので……」

というような腹芸を、この現代の越後屋と悪代官はしていたのかもしれませんね。パパ医者はバカ息子に自分の跡を継がせなければなりません。日本の「伝統」世襲制を守らねばなりません。ここは許してあげなければ……なんてワケにはいきませんね（笑）。

心の中でどのような会話が成立しているのかはわかりませんが、あうんの呼吸というやつで何かが決定され、次の日にはもう、今まで通院で良かったはずの患者さんが、どういうわけだか……、

「運が良かったとしか言えませんね。私の友人にこの病気の専門家がいますので、後でお渡しする紹介状を持って○○病院へ行ってください」と言われる。

このような言葉を聞いた患者さんは、どのような反応を示すでしょうか。

口をあんぐりと開けて、

「この前まで言っていたことと違うじゃないか！」と言うこともできず、もう自分の頭の中は真っ白！

で、結局その大病院にあなたは寄付されるわけです。実験台になったあなたは悪代官と越後屋の会話など知るはずはないのですから、

「助かった！」ってな具合に、紹介された医者や紹介してくれた医者にまで謝礼金を払ったりする。

「いやぁ、お腹を開いてみると盲腸のほうもどうもおかしかったんで、切っておきましたよ」

「——なんて親切なお医者さんだろう。お礼を払っておいたからだ。ちゃんとしておいて良

かった」などとあなたは感謝するのですが、その実、手術室では若造の医師の練習で盲腸を切られてたりしてね。実験の教材になるというのに自分で出向いて、自分で経費を払って、教材にした人間に感謝までしちゃう。もちろん無駄な治療というのは体を痛めることのほうが多いのですから、何もいいことはない。

裏側が見えると、ほんとに馬鹿にするなよって叫びたくなっちゃいますね。

大学病院は研究施設である

こういう笑い話が医者の間であります。

「日本って国は医者のレベルが低いにもかかわらず長寿国家だけど、どうもこれは日本人が相当頑丈に遺伝的にできているからのようだ。その証拠に、長寿だけど過疎の村なんかに間違って村長が大学病院を誘致なんかしたら、一気に平均寿命が短くなっちまった」

笑えない話ですね。この笑い話の後に、日本人は頑丈だからもっと儲けられるんじゃないかと会話したと書き加えたい衝動が起きますが、それは脱線しすぎですから、「大学病院が、健康につながらない」というこの言葉の意味合いを考えてみましょう。

たぶん医師たちは、自分たちが一人前になるときにどんなことをしたのかを覚えているから、こんなことが言えるのでしょう。結局、大学病院は練習場のようなものだと、私たちは自覚しておく必要があるかもしれません。建物がでかい。施設が立派。偏差値の高い大学の施設などと考えては駄目です。別にえらいさんやでっかい組織にひれ伏しに行くのではなく病気を治しに行くんですから。

では、もしそんな病院に行ってくれと言われたときにはどうすればいいのでしょうか?

盲腸の所でも書きましたが、こういう場合には自分を守るために「他の病院でも確認のために診《み》てもらいます」と言うのが一番いいでしょう。実際に診てもらい、そこでの診断を判断材料の一つにするのが最良です。

どうも変だなと思えば、これからはこう言いましょう。

「他の病院でも診てもらいたいんですけど」

それで医師が変な顔や不愉快な顔を見せたら、その医師の薦めが相当に腹黒いという証拠です。そんな医師が経営する病院などには二度と行かないほうがいいでしょう。できれば、そのお医者様の息子の代になっても行かないほうがいいでしょう。医師の世界は世襲制がしっかりとできています(医学生の親は医師であるという例は八〇パーセント)。そういった親御さんに育てられた息子は、それなりの責任感でしか勤められないのは当たり前のことでしょう。そんな病院には孫子の代まで行ってはなりません。

多国籍軍みたいな大病院

ところで、大病院の話で、さっきは大学病院のようなところに下手に行くと実験台にされると書きました。では民間や公立の大病院がいいかというと、これも大きな問題が潜んでいます。もし、公立私立を問わずに大病院でいくつかの科にまたがって診療を受ける機会があれば、診察をしてくれている医師がどこの大学を卒業したかを聞いてみてください。

「京都大学です」

「東大です」

このように、それぞれの医師の出身大学が違う場合には十分注意が必要です。医師は大学を卒業後、ほとんどの場合その大学の医局に勤めます。ここで医師は現場で必要になる基礎的な技術を身につけます。そして、勤務医を選択したならばそれぞれの病院で勤務に就きます。

さてさてここからが問題なのですが、どんな大病院に勤めようが、そこで勤務に就いた若い医師が新たにベテラン医師のもとで勉強するということはほとんどありません。大学病院などでは、何らかの治療を行う際にはそれなりのまとまりというものがあるのですが、出身大学が違う医師が勤める大病院には、こういったまとまりがなくなってしまいがちです。

「あれ？　その病院で新人教育みたいなことはしないの？」

そう問われると思いますが、この業界ではそんなことは行われないんですよ。

普通、いくら熟練工といえども、新しい工場などで勤務に就くときはそれなりの教育が行われるのですが、日本では基礎的なトレーニングさえすめば、その医師はもう一人前として扱われ現場に投げ出されます。そのためにそれぞれの独自性を持ったテンでバラバラな治療を行うことになります。このタイミングにこの量の投薬が必ずある……。もし、そういうふうに固定された作業ならば、看護婦さんや薬剤師さんがミスを察知できるのでしょうが、作業そのものがバラバラならばどうしようもない……。

私立のこのような大病院に入院された経験のある方ならわかると思うのですが、突然担当医が変わることがこの混乱に拍車をかけます。このサイクルは二年ほどで起きるのですが、この二年という歳月は患者との信頼関係ができ、その病院のシステムを使いこなせるようになった時期です。そんな時期に、どうして今まで診てくれていた担当医が突然変わってしまうのでしょうか?

医師は医局に仕えるもの

医師の就職雑誌を見たことがあるでしょうか?

リクルート社の出版する就職マガジンには多くの姉妹誌がありますね。いろいろな技術系の仕事の専門誌、アルバイトやパートの専門誌……。ところが医師の就職雑誌っていうのはありませんよね。では、いったい彼らはどのようにして仕事に就いているのでしょうか?

医大生は大学を出て無事に免許を取ると研修医と呼ばれる身分になり、ほとんどの場合、出身大学の付属病院にある医局で研修医として研修を行うことになります。この出身医局が彼らの就職から開業後のお世話にいたるまでを行うことになります。医師の実質的終身雇用を保障しているシステムの根幹はここにあるのです。もちろん医局から籍を外し、一般病院へと就職する医師もいますが……。

「どんな病院に勤めようが医局の人間である」

この意識は、たとえ開業に至ろうが、彼らの意識を支配します。

ここで彼らはどこの病院に配属されるかが、決定されます。

大学→研修医→勤務医あるいは開業医。ここでつちかった先輩後輩関係が彼らのコネクションであり、財産そのものと言っても良いでしょう。

「私は○○という医局を出た」

これが出身大学よりも、ものを言う世界。それが「医閥」の世界です。この医閥という言葉は私の造語ですが、すこしばかり気に入っていますので、ちょっと説明してみましょう。たぶん、この本をお読みのお医者様たちにも初耳の言葉かもしれません。閥という言葉を聞かれてどのようなことを思い浮かべるでしょうか？　多くの方は政治の世界の橋本派や森派などを思い浮かべると思います。

それと同じように医師の世界もこの医局により派閥ができています。大学入学時の偏差値なんか関係なし、家柄やコネクションで有名医局に入り、そこで安定した生活を送る切符を手に入れるわけです。

某有名大学病院

「建物がでかい」「施設がきれい」「紹介状を書いてもらえないと行けない」……、どれもこれもが大病院に対して私たちが持っている幻想なのかもしれません。ところが、ここに勤めておいでのお医者様はその大学を出ていない。某有名医大はその名前に女子という言葉がついているにもかかわらず、どういうわけだか男のお医者様ばかり……。

基準はコネクション優先の人員配置……。

もちろん、そんな縁故で入った人間にまともな教育なんかが与えられていようはずもないから、ろくな治療を受けられない。しかし、それと知らぬ人々は紹介状をもらっていそいそとそんな大病院に出かけていく。

そして、行ってみたはいいが……

朝一番に予約を取ったにもかかわらず

まるでディズニーランドのようなアトラクションを回るように！

ぐるぐると検査を回って！

診察のために並んで！

回って、並ぶたびに財布の中は軽くなっていく！

それで家に帰れるのは夕方！

おみやげは抗生物質！

どうでしょうかね、全国の有名大学病院経営者の皆さん。ここで提案があるのですが……。いっそのこと新しいキャッチコピーでアミューズメントパークとしてリニューアルされてはいかがでしょうか。

キャッチコピーは私が考えましたので是非ともご利用ください。

「あなたは、本当の恐怖を知らない。命がけの冒険！　あなたは生きて出られないかもしれない」

ひょっとすると新しい事業が生まれるかもしれませんよ。

いやいや、アイデア料は一切いりませんから、どうぞ自由に私のアイデアをお使いください。

医師免許更新制度が必要

日本が先進国であるということは、その経済力を見ればはっきりとわかることなのですが、その医療レベル、特にその〈質〉は先進国と比べるとはるかに遅れていると言われているのはどうしてでしょうか？

立派な機器があります。それこそ、医療先進国と言われるような国の大病院でもめったに見かけない核磁気共鳴装置（通称：ＭＲＩ）まで、多くの病院にある。しかし、医療後進国である。これは医師免許の更新制度がないことに大きな原因があるように思えます。

医学部に入り六年、研修医として二年、あわせて八年で実務が行える医師が誕生します。もし、ストレートに大学に合格しているとしたら、二六歳で医師となるわけです。医学というものは、学という言葉がつくのを見ればわかるように学問であり、日々新しい発見が生まれ、そこから新しい技術が生まれる科学だというのはおわかりいただけると思うのですが、もし医療が科学だとしたら、医療もやはり絶えず進歩しているはずです。

医療先進国の多くでは、このようなことを踏まえ、医師が新しい技術に取り残されないように定期的に講習を受けることを義務化したり、免許の更新制を取り入れたりしています。ところが、日本の医療では医師にそのような義務や制度を設けていません。つまり、二六歳で実務に就いて以降、もし本人が積極的に学習しないかぎり、その知識や技術は研修医を終えたその日からどんどん古くさいものへとなっていきます。

日本の医師の平均年齢は四七・二歳ということですから、単純にこの平均年齢から実務についた年齢を引けば、47・2―26＝21・2ということになり、だとすれば、いま私たちが町の中で受けている治療は二十年前に受けた教育に基づいたものとなってしまいます。日本の医療が遅れている。この事実に関しては医師たちも認めるところなのですが、彼らは「欧米と比較して予算が少ないために遅れている」ことを理由としています。しかし実際は、自分たちはもうこれ以上勉強をしたくないっていうのが真相じゃないでしょうか。現場の医師たちがしっかりと勉強しなければ、予算はどこかのだれかの懐に消えていくだけなのですから、予算のことを口にする以前にちゃんと勉強をするべきでしょうし、自分の医療技術の向上を望むならば、そういった機会を自分から望むのではないでしょうか……。

あっ、そうか！（作者はここで手を打って気づきましたよ！）、勉強をして入試をしてお医者さんになった人には勉強はちょろいことなのかもしれませんが、「寄付金制度あり」と入学パンフレットに書き、入学試験をする半年前に入学者の半分が決定しているような大学を卒業されたお金持ちの方々にとって「勉強」はヒジョーに難しいのかもしれませんね。毎年のように起こる医師免許取得をめぐる数々のスキャンダルがそれを十分に物語っていますものね。だから、免許の更新制度や講習制度なども持ち込みたくないのでしょうね。かわいい息子さんたちが苦労されたら困りますもの……一部医学業界のお偉方にとっては……。

この文章でお腹立ちの一部医学業界の方は是非とも私を告訴してください。それであなた方がどこのどなたなのか、多くの人にはっきりとわかります。それでどの病院に行くべきでないかがはっきりするのですから、大勢の患者のためになります。私の息子には学習適性がないと自覚される方は、こぞって私を告訴してください。

これだけ医療後進国だの日本の医者には責任感がないだのと書くと、どこかの医療の優れた国から外国人医師を輸入してしまえば解決するような気もしますが（実際、日本のように医療現場が混乱してしまっているイギリスでは、患者がドーバー海峡を越えてフランスの病院に入院するということが起きています）、彼ら医師はそのような自分たちの利益が減ってしまうような逃げ道を私たちに与えたりはしません。現状は、優秀な外国人医師たちが日本で働こうと思っても、外国人医師たちは日本人医師の監視下のみでしか働けないようになっています（臨床修練指導医の認定を受けた医師が勤める「外国人医師臨床修練指定病院」という病院のみでしか働けないようになっている）。つまり、外国人医師が、自分の資本を持って開業することは実質的に不可能になっています。

また、このような手法を使えば、人手不足のためにどうしても外国人医師たちを呼ばなければならなくなっても、不必要な競争をせずに外国人医師を雇用しながら、自分たちは甘い汁を吸い続けることができるような仕組みがすでに作られているのです。

ここまで読み進んできた方にはあえて説明する必要はないかもしれませんが、このような制度を作る際に彼らが患者のためにという言葉を付け加えていることも忘れてはならないでしょう。仕事のナワバリを守るのにも患者は使われているということです。

そこが変だよ！テリー伊藤さん！

医療不信を口にされる方が時折います。そして、それに関する本もたくさん出版されています（私もそうですね。苦笑）。この見出しにあるテリー伊藤氏も、そんな本を精神科医の和田秀樹氏と共著で出版されました。

彼らの話によると日本の医療の最大の問題は大学病院の医局制度にあり、これをやめ、町の開業医どもをもっと大事にしなければならないとのことらしいです。

基礎研究で地道に動物実験を重ねれば、

「それは獣医の仕事だ。人間を相手にするための仕事ではない」

では、いきなり人間から始めましょうか?

勉強をして学校に入ったにもかかわらず、

「エリート支配の医学界に未来はない」

では、お金で入った人を優先しましょうか?

はてさて困った人たちです。

和田氏自身は「週刊文春」に大学への批判文を記事として載せたために退職に追い込まれたそうですが、言いたいことを言って辞めさせられる、それについては十分な同情を感じますし、大学当局の硬直性については和田氏と同じ怒りを共有しても良いのですが……。

和田氏が精神科医であり、多くの作業が未だに細分化される必要性がないジャンルの領分だからこそ医局無用論のようなことが言えるのでしょう。

現状で大学病院のヘルプがなくてどれだけの病院が治療に当たれるのでしょうか?

高度な診療治療も全て開業医が行えると思っているのでしょうか?

国立の大学病院で医局勤めをする医師たちは仕事で一日中病院を走り回り、新しい治療法や薬剤の勉強に明け暮れます。日本の医師のレベルが低いと書くには書きましたが、こと国立の大学病院に限っては、その学習量や仕事量からしても欧米の医療先進国と変わらぬレベルを持っていると言っても良いでしょう（もちろん、筆者は大学病院という組織が医師たちに持たせている倫理観には疑問を持っていますが）。勉強もしない開業医と比べれば月とスッポンというところでしょうか。彼ら大学病院関係者がなんとか日本の医療レベルの底上げに貢献しているから、日本の医療は崩壊せずにもっていると言っても良いでしょう。

医局から医師は派遣される。この制度自体は非常に優れた制度と言えます。一般病院に優秀な人材を派遣する。この地域にはこういった病気が多いから、この専門医を派遣する。ここは若い医師が多いからベテランを配置する等、適正な判断を行えれば、地域性に密着させたり、医療の水準を均質にしたりすることが可能な日本独自のシステムになるでしょう。

しかし、実際にはこの医局による派遣システムが患者のために動作していません。実際の医師の配置は現場で責任を持っている上級医（一般社会の上司）の腹のなかで決まっているのです。どのように医師を配置すれば良いかの明確な基準が存在しない。そして、多額な税金の投入が医師の教育段階にまで行われているにもかかわらず、準公共システムとして一般市民の要望を聞く耳がない。それらが医局制度の問題なのです。

変態は医者になろう

「なんだか、変だったのよ」

ある女性の言葉ですが、この女性は今日受けた治療で、医師に妙なさわり方をされ不快感を覚えたのでした。こういうのはよく聞かれる言葉です。ひょっとすると、後述するような医者に診《み》られたのかもしれませんね。

ここでは、この業界で有名なバカ息子の話を少しばかりしてみたいと思います。彼はもうすぐ医師の資格を取り、私たちの前に白衣を着て現れる人物です。本当はこのバカ息子の実名をあげて皆さんに注意を促したいところですが、このバカ息子のために傷ついた被害者がいましたので、被害者の人権に留意するために実名は伏せさせていただきます。もし、このバカ息子の近くで今後、何らかの事件が起きたときには、その実名を公開するということでご理解願います。

もう数年前になりますが、新聞紙や週刊誌で次のような記事を読まれたことがないでしょうか。

「慶応大学医学部生　五人で一人の女性をレイプ」

当時、このニュースは非常にセンセーショナルに報じられたのですが、その後、彼らはどうなったと思いますか。

レイプです。もし、普通のサラリーマンがこのような犯罪を起こせば一生を棒に振ってしまうような犯罪ですから、もちろん彼らも自分たちの夢（欲かもしれませんね）を棒に振った。そう、お思いでしょうか。しかし、違います。

メディアではあまりその後の事件の経過が報じられませんでしたから、その後の事件の経過を説明したいと思います。

彼らに司法が下した罰ですが、当時成年にいたっていた（以下は披露宴での新郎紹介調でお読みください）東京大学教授をお父様に持ち、お母様は皮膚科病院の院長をなさっておられ、おまけにお受験で名門私立小学校、中学校、高校を優秀な成績でご卒業、慶応大学医学にも優秀な成績でご入学なされた主犯のA君は示談によって親御様が二千万円の慰謝料を支払うことによって告訴にまで至りませんでした。Bくん、Cくん、Dくん、Eくんともに未成年だということで保護観察処分になったようです。

さて！　この後が実に素晴らしい経過をたどることになります。

その後のAくんはどうなったのでしょうか。

なんでも、人を救いたいという立派な夢を見たにも関わらず人を傷つけたことを後悔してアフガニスタンで難民救助のボランティア……。

なーーんてするわけない！　それがバカ息子たるゆえん！

彼はその後、名前を変え沖縄の某大学の医学部に入学したそうです（どこかの国の工作員みたいですね。でも、ここでバレているところを見ると頭の悪い工作員ですね）。犯行当時は二四歳でしたが、医学部という特殊性から周囲ともそう違和感なくとけ込んでいったようです。しかし、もうすでに慶応の医学部で解剖実習まで済んでしまっているわけですから、成績はトップクラスのようです。現在は、女子医大を卒業した婚約者（おいおい、幸せな身分だこと）と仲むつまじくお暮らしのようです。卒業後はこの婚約者と同じ医局に勤めることが決まっているそうです。この女子医大というのが、超一流とまでいきませんが一流に分類される医局ですから、彼はエリートコースに戻るということですね。

さてさて、人が罪を犯したときには、それを深く反省すれば新しいスタートが切れる。しかし、原付自転車を盗んで運悪くベンツと正面衝突をしてしまったために足を骨折し、その上ベンツの修理代のために一生を棒に振ってしまったなんていう暴走族の少年と比べれば、なんと不公平なことでしょうか……。

Aくん……たぶんあなたもこの本を読んでいるのではないでしょうか。

反省していますか？

反省していないなら、あなたが歩もうとしている道はあなたにはふさわしくないのではないですか……。

Aくんだけではありません。この業界にはそういった人が多いですからね。必要もないのに人様の卵巣や子宮を無免許の理事長に切り取らせた、例のT病院も君と同じように名前（病院名）を変えて営業をしているんですから。

それにしても、それにしても、A君、芸能人のM・Tさんはかわいそうだね。君と同じワイセツ犯なのに、たぶん芸能界追放だよ。

M・Tさんはのぞきだったけ？　あっ麻薬もあったね。ところが君はしらふで強姦したのにも関わらず、いつかはどこかでお医者様だものね。

よかったねぇA君。君は医学界の人で……。

まったく一般の常識からは考えられないような話です。普通の社会では外聞もあり、このような人間が自分たちの業界に入ってくるのを何とか防ごうとするものですが、彼は白衣に袖を通すことが決まっている。その他にも先にあげたT産婦人科のような病院が堂々と名前を変えて営業している。知らぬは患者ばかりってな感じでしょうか。

恥知らず

このようなことはずっと続いているのです。たぶん、みなさんは新聞やその他のメディアでご存じのはずです。同じ職業、同じ思想、いろいろなジャンルの分け方があると思うのですが、共同体というのは同じ傾向を持った人々が集まるところだと思います。その中で語り継がれたりしながら、人と人との間や世代を越えて意識し続ける事柄や傾向、それが文化と呼ばれるものだと思います。ここで恥というものが共同体にとってどのような役割を持つのか、そしてどのように恥の文化になっていくのかを見てみようと思います。

自分の所属する共同体に属する誰かが、あまりにも見苦しいことをしたならば、なんとかして規律をただそうとする。見苦しさを感じる心、「恥」というものが最初に生まれ、見苦しいことをしたものを戒め、他のものが同じことをしないように教育を行う。この一連の流れが恥の文化を生みます。

では、この流れで医師の世界の現状を見てみましょう。

不正をした人間、大きな過誤事件を起こした人間、そういった人物たちは堂々と開業している（懲罰をしていない）。そして、新聞記者がネタに困らないほどに日々事件が起きている（教育していない）。このような他の人間にとって不利益になることをした人間たちが、彼ら医師の世界で恥を感じる能力がないということでしょうか？　いえいえ違います。彼らは十分に恥を感じられます。それの最たるものが業界への裏切りです。紙数がかぎられていますので一例だけを挙げてみます。

「過誤を内部告発する」

もし告発をした人間が医師の家系に生まれた者ならば、その者はこう言われます。

「仲間を売った。自分や家族が同じことをしたらどうするんだ」

「親として恥ずかしい」

このように彼らの恥とは、あくまで業界に対してのものが多いようです。つまり、患者となるかもしれない人間からの視線は恥になるようなものではないということでしょう。彼らが私たちの視線を気にするのは、あくまでも宣伝の時のみと言っても良いでしょう。千客万来ってとこですね。しかし、ほとんどの病院関係者にとって、患者は自分たちの金儲けや研究のネタである病気を運んでくれる病気の入れ物。適当においしいエサでも見せておけばいいだろうというような感じではないでしょうか。

ダンテが『神曲』の「地獄編」でこのような言葉を述べています。

「我が魂は人を見下すのを好むゆえ、死ねば見下されまいと不正をなす」

このダンテの言葉のように、人間は相対する人間が同等と思えない場合には、往々にして相手を不正の対象となす場合があります。特に、自分の力が相続される世襲制のような世界では、その傾向が強いのではないでしょうか。

さて、医師たちにとって私たちの人格は、彼らと同格と見なされているのでしょうか？

医師の世界にも、人を人として扱うための倫理を問うことを専門としている団体が存在します。「医道審議会」。医の道を問う、つまり医者のあるべき姿から、医師の資格の取り消しをはじめとした各種の懲罰を与える権限を持った集団です。つまりこの団体が行った処分を通じて彼らが医師のあるべき姿はどのようなものであるか、何を恥と考えているのかがわかると思います。

「患者に麻酔を使いいたずら」

「各種薬品を麻薬として横流し」

「少女買春」

このような事件が彼らの懲罰の対象となっているのですが、このどれもが刑事的に有罪を言い渡され裁判所により処分が行われた事件です。医の道に問われる以前に人の道を外れた連中だと言っても良いでしょう。しかし先ほども見たような、刑事処分を免れたが医師の資格を疑問視せざるを得ないような事件を起こした人間や、何度も過誤を起こした人間に対して何ら処分は行われていません。つまり、彼らはこのようなひどい事件を起こした人間でも医の道の中にあっても良い、医師のあるべき姿の中に含めても良いと考え、恥とは考えていないということでしょう。

とすれば、この業界は内側から見たときはいざ知らず、外から見れば恥知らずな共同体と言っても良いのではないでしょうか。

うわべの言葉

ある種の共同体の構成員や共同体自身が、他の共同体や共同体が多く集まった社会に危害を加える可能性があるとしたらどうでしょうか。オウム真理教をはじめとした過激な共同体を例に取ってみましょう。彼らは選挙に出るなどして自分たちの主張を通そうとしました。しかし、その主張が世間に通らないと知ると自分たちのカラに閉じこもり、自分たちは正しいのだと必要以上に大きな声で叫びました。ところが、その正当化の言葉はあまりにも私たちには異質であったために、社会から退けられた。

これはやってはいけないこと、誰かを傷つけてしまうこと。しかし、それをすれば自分が楽になる、自分に利益がある。そんな選択があった場合に、もし自分よりも人を優先し、人が傷つくよりも自分が不利益を被ったほうがいいと考えるならば、人を傷つけずに済むでしょう。しかし、自分の利益を優先したならば人を傷つけねばならない。「人を傷つける」、もちろん人間である以上、この行為に対して良心が痛み、「とんでもないことをしてしまった」と頭を抱え悩みます。人はその苦しみから逃れるために自分を何とか正当化しようとします。傷つけた人は傷つけられて当たり前の人であった、傷ついてなどいない、嘘をついているんだ、どうしようもなかったんだ、と弁解し、正当化することに労力を割《さ》くのです。

あまりにもわがままで、どうしようもないような状態の共同体の、自分が正当であるとする社会への主張は、オウムの主張が排除されたのと同じように自然と社会が排除していくでしょう。

ところが腹の中では見下しながら、『患者さんのために……』という言葉を頭につけ加えていく例の共同体はどうでしょうか。医師の人々が属す世界から発せられる情報は、いつでも私たち患者を第一優先にした優しい言葉に満ちあふれたものです。

彼らの行動と口から出る言葉は合致しているでしょうか?

無駄な診療はされていませんか?

医師は人のために全てを投げ出せる人がほとんどでしょうか？

彼らの言葉は自分たちの罪悪感を覆《おお》い隠すための、ウソの言葉ではないでしょうか？

あなたはその実体を知りながら、知らないほうが楽だからとその言葉の上辺だけを捉えている。そうじゃないでしょうか？

彼らを排除することはできない。もちろんそうでしょう。だからといってウソだとわかるような言葉を信じ続ける必要はまったくないのではないでしょうか。

このままにし続ければ、明日の朝、あなたやあなたの愛している人の手を白衣を着た変態野郎がニヤニヤと笑いながら握っているかもしれません。

そして、その関係は相続されつながっていく（きた）。

どうして、こうなってしまったのでしょうか？

医者が医者になるときに必ず読む文章を、皆さんにまずは読んでいただき、その後に、日本にどのように西洋医学が導入されてきたかを振り返ってみましょう。

ヒポクラテスの誓い

経費と収入を考えるだけの治療や検査。妙に偉そうにする医者。彼らはどうしてそうなったのでしょうか？　どうしてこれほど巧妙に罠を張るように私たちを食い物にすることができるようになったのでしょうか？　彼らがそうなった理由を、彼らが医師になるときに誓った言葉を元に少し考えてみましょう。

医神アポロン、アスクレピオス、ヒギエイア、パナケイアおよびすべての男神と女神に誓う、私の能力と判断にしたがってこの誓いと約束を守ることを。

この術を私に教えた人をわが親のごとく敬い、わが財をわかって、その必要あるとき助ける。その子孫を私自身の兄弟のごとくみて、彼らが学ぶことを欲すれば報酬なしにこの術を教える。そして書きものや講義その他あらゆる方法で私の持つ医術の知識をわが息子、わが師の息子、また医の規則にもとづき約束と誓いで結ばれている弟子どもに分かち与え、それ以外の誰にも与えない。

・私は能力と判断の限り患者に利益すると思う養生法をとり、悪くて有害と知る方法を決してとらない。

・頼まれても死に導くような薬を与えない。それを覚らせることもしない。同様に婦人を流産に導く道具を与えない。

・純粋と神聖をもってわが生涯を貫き、わが術を行う。

・結石を切りだすことは神かけてしない。それを業とするものに委せる。

・いかなる患家を訪れるときも、それはただ病者を利益するためであり、あらゆる勝手な戯れや堕落の行いを避ける。女と男、自由人と奴隷のちがいを考慮しない。
・他人の生活について秘密を守る。
・この誓いを守りつづける限り、私は、いつも医術の実施を楽しみつつ生きて、すべての人から尊敬されるであろう。もしこの誓いを破るならばその反対の運命をたまわりたい。

この西洋の医学の神様に自分たちの倫理を誓う文章を「ヒポクラテスの誓い」と言います（いやぁ〜実に素晴らしいことが書いてありますね。この文章の中で厳密に日本の医師たちが守っているのは、仲間を大事にということぐらいでしょうか。それも相当に自分たちに都合の良い解釈をしていますね）。この文章は、医師となっている人間ならば必ず一度は読んでいる文章です。教室の入り口に飾ってあったり、教師たちが暗唱させたりします。古代ギリシャのヒポクラテスが弟子たちに伝えた言葉で、もともと西洋医学を導入することを決めたときに一緒に入ってきた輸入品です。日本では守れない誓い、魂のない念仏となっていますが、ヨーロッパでは大事にされ、大事であるがゆえに時代にマッチさせるために見直しなどを検討しています。

イギリスの医療は日本の未来の姿、一部でそうささやかれるほどにイギリスの医療は荒廃しています。病気にかかって入院しようにもその順番待ちで何カ月もかかってしまう。そのうえ質の低い医療しか受けられない。そんな医療制度に悲鳴をあげた英国民は、ドーバー海峡を渡りフランスで治療を受けるようになってきています（イギリス政府もこれに呼応して、フランスで治療を受けた場合にも国内で治療を受けたのと同じように保険を支払うようになりました)。

こういった崩壊の原因自身は、十分な設備投資を行えないイギリス経済の問題なのだろうと思われますが、医師自身も自分たちの姿を見直すため、その根源である「ヒポクラテスの誓い」を見直そうという運動が起こりつつあるのです。問題があれば最初から見直す。二五〇〇年前の誓いの文章であろうが、どんなに立派な文句が書いてあろうが必要ならば見直す。

十分な改革を行わなければ、日本も明日はわが身です。そろそろ日本でもいろいろなことを振り返らねばならないのかもしれません。

では、二五〇〇年前を振り返るのはイギリスの人々に任せて、私たちは一〇〇年と少し前の明治維新の頃の日本を振り返ってみましょう。

魂のない医療の始まり

西洋医学というジャンルは、それまで日本でメインとなっていた中国を起源とする漢方医の流れ、オランダを起源とする蘭学医学の流れ、それらのどれにも属するものではありませんでした。

維新後、明治二年より、当初、日本の医療指導を行っていたのは英国人医師ウィリスでした。彼は日本で初めて看護婦制度を導入するなど日本の医学界に大変貢献した人物です。その後の日本医学界の指導的立場は、彼が一身に担うと目されていたのですが、開成校のフルベッキよりドイツ医学が日本にとって最もふさわしい医学であるという助言を受けた相良知安、岩佐純の若い二人の医師が政府首脳にドイツ医学を採用すべしと強く主張したために、当初イギリス医療制度を導入しようとしていた明治政府は方針を変更。ドイツ医療制度の導入に至ったと言われています。

維新当初、日本は多くのことをイギリスから学び、イギリス公使館が多くのことについて助言を与えていました。維新の歴史番組でよく登場する、外交官のアーネスト・サトウや公使のパークスは日本の実質的な黒幕と呼んでも良いほどに明治政府に助言を与えていたようです。もちろん日本へのいろいろなシステムの導入にも彼らは助言を行っていました。

にもかかわらず国民の権利を守る民法はフランスから、医学や陸軍システムはドイツから、海軍はイギリスから導入。一見良いところどりにも見えるのですが、それぞれのシステムはそれぞれの国の気風によって初めてまともに動作するはずです。どうしてテンでバラバラな導入に至ったのでしょうか。システムの導入についてはそれぞれの国から書物や資料を輸入し翻訳しなければなりません。それだけを考えてみても、あちらこちらの国からシステムを導入するというのが大変なことはおわかりいただけると思います。実際フランスの民法の翻訳は至難を極め、多くのフランス人の協力やちりぢりになった旧幕府（薩長は英米、幕府はフランスより援助を受けていた）の翻訳家をかき集めることによって、ようやく翻訳が完了したようです。

日本はどうして開国を促したアメリカやイギリスに一本化して各種のシステムの導入をしな

かったのでしょうか。また、日本に対して強い権限を持っていたはずの英国公使パークスは、どうして自分の母国以外のシステム導入を容認したのでしょうか。

一八七〇年から一八七一年(明治三年から四年)にかけて普仏戦争という戦争が行われました。スペインでの王位継承問題にフランスとプロシア(統一する前のドイツの前身)とが介入するかたちで起きた戦争なのですが、この戦争において巨大なフランスは、小さな新興国家と言っても良いほどの規模のプロシアに、国王を含む三万人を捕らわれるような大敗北を喫してしまいます。普仏戦争前のプロシアは、まさに維新前の日本の状況と同じく、諸藩が国内にひしめきそれぞれがバラバラな発言と行動を取っていたのですが、この普仏戦争によって統一国家を望む声が大きくなり、統一が一八七一年一月一日に行われ、ドイツ帝国となりました。イギリスのライバルだったはずのフランスが大敗北を喫してしまった。この事実は当時のヨーロッパでは相当なインパクトがあったのでしょう。ヨーロッパの影響を大きく受けていた日本でも、新興国ドイツに学ぼうではないかという気運が高まったのは想像しやすいことです。

しかし、国民の権利を守るための法を、どうして敗戦国フランスから輸入したのでしょうか。答えは至って簡単です。統一間もないドイツには、まだ国民の権利を守るような法は存在しなかっただけのことです。

では、どうして当時の為政者はアメリカやイギリスから導入せずに、敗戦国フランスの民法のほうがより日本にふさわしいと考えたのでしょうか。

法律は大陸法、英米法というふうに起源を二つに分かつことできます。英米法とは、イギリスから生まれアメリカでも採用された法律体系の組み方で、これはしてはいけないだろうという常識的なものとして感じ取っている事柄を慣習と呼びますが、その慣習とそれまでの裁判で蓄積したデータを元に量刑や判決を行うことを根本にするのが英米法の特徴です。それに対し、大陸法は国家権力が法を定め、国家が国民に法を強制するシステムです。その代表的なものが当時のフランス民法です。つまりお上のお達しで全てが決められる法律ですね。

なにを導入するか、それで国の設計図というものは見えてきそうな気がします。国民の常識に委ねる制度よりも、国が上から強制する制度のほうが国民を支配するために適している。ゆえにフランス民法は日本に導入するのにふさわしい法律であった。

これで、日本に強大な影響力を持っていた英国公使パークスが、自らや明治政府が民衆を支配するためにフランスより民法を導入することを認めたのはうなずけると思います（ここで海軍をイギリス式にしたというのは、当時世界最大の造船国家であった英国の政府が軍艦を日本に輸出する利権を一手に担っておきたかったという思惑が働いてのことでしょう）。

支配者が支配力と富を増やすためにさまざまなシステムを導入した。当時のイギリスの民法を手本とするには、あまりにもイギリス民法は民主的すぎた。そのためにパークスたちは母国のシステムを導入したくなかった。その結果、軍事的（陸軍）なものはドイツから、そしてそのおまけとして医療システムの導入も進められた。つまり明治政府は国民のことを考えたのではなく自分たちのためにさまざまな制度やシステムを導入したのです。

明治九年に来日したミュラー、ホフマン、この二人のドイツ人医師によって、臨床能力（患者のそばで実際に治療する能力）こそが全てであるとするドイツ医学の潮流を日本は受け入れることになりました。このドイツ医学での医師の選考は非常に厳しく、その資格を取り診療に当たれるようになったときには、その医師は多くの人々からHalbgott Weiβen（半神）と呼ばれるようになります。そのためか当時ドイツの医師は非常に偉そうにしていたようです。ドイツ医学の技術の導入と同時に、その魂ともいうべき臨床に挑む精神を試す厳格な試験が行われるべきはずだったのですが、当時の日本の為政者は突然このような通達を出してしまいます。

「今後新たに医術の開業を行おうとする者は解剖学、生理学、病理学等の科目の試験を受け、その成績に基づいて開業免状を受くべきこととされ、一方従来開業の医師は試験を要せずに開業免状を受け、開業することができる」

はい！　ここで、できの悪い息子のテストが簡単になるとて聞いて、小躍《おど》りして喜んでいる明治のバカ親どもの顔が見えてきそうですね。ここで余談となりますが、この決断を下した明治政府こそ西郷隆盛を追放した（いわゆる明治六年政変）当事者だったのです。彼ら明治六年政変の首謀者たちは、どれだけ自分たちの権力を大きくするかに生き甲斐を感じるような人々だったのですから、こういった通達を出したのも何か薄汚い裏があったと思われます。ちなみに、先ほど出てきたウィリスという医師は、西南戦争の直前まで西郷たちと行動を共にしたそうです。

倒れた幕府が導入し、日本医学の中心に据えようとしていたオランダ医学（ポンペ、ハラタマなどオランダ医師薬剤師が渡来、長崎において指導した。医学史を研究する人々の間では、日本の西欧医学の基礎を作ったのは幕府であるという説を説く人が多い）のレベルは非常に高かったのですから、新たに、それも中途半端なかたちでドイツ医学を導入する必要はなかったはずです。それも一旦はイギリス医学の導入を決定しながらまったく違うものを導入した。明治政府はただ混乱を招いただけだと言っても良いでしょう。まずは、普仏戦争の結果より、軍事医療（戦場へ兵士を何度でも送り込めるリサイクル技術としての医療）の重要性から、そして幕府側、西郷側の勢力破壊のためにドイツ医学はぐにゃぐにゃとゆがめられながら導入されたのでしょう。

「開業することができる」。この一言で多くの幕府側医師（オランダ医学を学んだ人々）、西郷派医師（イギリス医学を学んだ人々）も彼らにひれ伏したのでしょう。つまり権力の再構築のためにシステム導入は利用されたのです。前述したように、もし国民のために導入された医療システムならば、明治政府のこうした都合が入り込む余地などはなかったはずです。

医師が足りなかったから、そのような試験なしの導入は仕方がなかった。

そう思われる方もおられるかもしれません。しかし、当時の日本で西洋医療などという南蛮渡来の新技術は、それほど多く必要はありませんでした。当時は金創医（外科に相当する民間医）、本道（内科に相当する民間医）と呼ばれる漢方系の民間医が主流だったのですから、十年、二十年の歳月をかけて人を十分に育ててからの本格的な導入でも良かったはずです。

とりあえず、ここで日本の医療は厳密に行うべき試験を行わずにドイツ医療を導入することになります。それも最悪のかたちででしょう。もし試験制度の厳密なかたちでの導入によって医療制度が崩壊するというならば、既成の医療に関連する多くの大系が共存するような制度を作ればよかったまでのことです。にもかかわらず為政者たちは新たな技術だけを導入し、その魂となるべき医師になろうとする人間の臨床能力を問う試験を導入しなかった。

仏作って魂込めずとは、まさにこのようなことを言うのでしょう。仏様は政敵を倒すための道具。まるで蘇我氏が仏教を導入してライバルの物部氏を排斥した古代の話と同じ文脈で、この西洋医学という新技術の導入は行われたのです。

技術とは本来、大系であるものです。自分の都合が良いところだけ適当にとって採用できるものではありません。輸入元の現代のドイツでも息づいている臨床能力こそ医師に問われる能力であるという考え方は、それを厳密に問うための厳しい試験が行われてきたからこそ根づいてきたのでしょう。ところが日本ではそういった試験が行われなかった。その結果日本では患者本位の治療が根づかなかった。

それにしても面白いものです。ドイツではすでに医師が「半神」と呼ばれなくなって久しいのですが、日本ではいまだにどこかそのような意味のない尊敬を集めているようなところがありますね。たぶん、ドイツ医学を輸入した際に当時のドイツ医師たちの権威的（偉そう）な虎の皮はしっかりと導入したということでしょうか。毛皮は偉そうなものを選んで着たほうが、ウサギを狙うずるがしこい狐には都合が良いですからね。

アメリカ医療への鞍替え

このような、いびつな医療システムの導入は明治の西洋医学の導入だけではありません。四年という歳月と百万を越える死者を出した太平洋戦争の後、日本はその医学技術の輸入元をアメリカへと鞍替えします。長いものには巻かれろ、強い者にはこびへつらえの法則ですね（笑）。

アメリカ医学とは従来の医療では一人の医師が一人の患者を見続けるという方法から変換して医療技術者を一カ所に集約し、より多くの人に恩恵を与えようとする医療です。システム医療と呼んでも良いでしょう。この考え方は自動車王ヘンリー・フォードが考え出した大量生産の考え方を医学においても導入したものです。ちなみに、ヘンリー・フォードがこの大量生産を思いついたのは、牛肉工場で牛の肉がフックにつるされ、次から次へと解体作業に回っていくのを見て思いついたそうです。肉から鉄そして肉へ戻るってところですかね。

さて、いくら大量生産をその手法に取り入れたとしても、やはり医療です。そこで働く人々の心はどのようなものが好ましいとされているのでしょうか？

ウィリアム・オスラー（一八四九〜一九一九）。アメリカ医療の良心と言われ、今も尊敬されるこの人物の言葉からアメリカの医療における医師やその他の従事者の魂を見てみましょう。

・物事を系統的に考え整理する（非常にアメリカ的ですね）
・どんな誘惑にも負けず物事に集中すること（バカ息子どもよーく聞いておけ！）
・物事を徹底して行う特性（遊びに夢中になるなよ！）

以上はオスラーの著書『平静心』よりの抜粋。カッコの中はもちろん私が書きましたけど…。オスラーという人物はこのようなことを信念として生き、そして実践してきたのですが、もちろんこれは自分のためにではなく患者のために実践してきたことです。彼は、その生涯の中で何よりも患者のそばにいることを望み、そしてできれば診察中に命を亡くしたいと絶えず周囲の人々に漏《も》らしていたそうです。

オスラーに代表されるような高い道徳心を持つこと。これがアメリカ医療の魂と呼ぶべきものでしょう。アメリカでは何よりも道徳的であることが医師の資質なのです。

アメリカ医療の導入。六〇年ほどで日本は二度目の外国医療の導入ということになるのですが、ここでもアメリカ医療の本質とも言うべき高い道徳観は日本には持ち込まれませんでした。本来ならシステムの導入と同時に、アメリカ医療制度を模範とするような医療従事者への教育システムを導入しなければならなかったのでしょうが……一度力を持つと手放さない。「そんなしんどいことイヤだよーん！」って感じなんでしょうか……結局は道徳観を失った合理的なシステム医療のみを輸入してしまった。それって、どのようなものでしょうか？

製品を効率よく生産する工場にしかすぎません。それも、消費者がどんどん消費してくれるのを良いことに粗悪品を製造し続ける工場です。できる限り手を掛けずに儲けるのがこうした合理主義の行きつくところでしょう！

それにしても、どうしてこうも導入してきたシステムがまともに動作していないのでしょうか？　輸入先である欧米と導入した日本の文化的背景を中心に少し考えてみましょう。

教科書でおなじみのゲルマン民族の大移動をはじめとした、民族大移動が文化発祥の根源の一つとなっている欧米人は、いろいろな作業を細分化しなければならない必要性から細分化された作業の専門職としての教育の必要性が生まれ、そこから専門家を育てる制度やそういった教育を受けた人間が働く公共システムというものを作ってきました。だからこそ、彼ら欧米人は公共システムを作るのが上手くなってきたのだろうと思います。

また、この公共システムの構築はあくまで共同体のためにあるわけですから、そこで大きな権力を握る聖職者たちへの監視を同時に行う運動も盛んに起きました。その大きな運動の一つが宗教改革のような運動でしょう。公共システムは多くの人間のための共同体の下に生まれるということでしょうか（それが最終的には法は自分たちで作るというマグナカルタ的な文化を生んだのでしょう）……。

それに比較して、日本ではそういった観念から公共システムや専門家は生まれてきませんでした。あくまでもお上が決めてくれるということを前提にしてきたために、何を専門教育とすべきかは権力者の決定事項となり、必要なシステムもお上が決める。おまけに権力者を監視するという運動が起こらないのですから、彼らにとってこれほど都合の良いことはないでしょう。彼らは自分たちにとっての利権を誘導しやすいようにシステムを改造してから導入する。そうなれば共同体を中心としない、いびつな公共システムの模倣は行えても、自発的に本当に必要な公共システムをこの国に作るということはできるはずがありません。その証拠として、忌まわしい日本の医療制度が私たちの前にあるのです。そしてそのような文化で育ってきたのが日本の医師たちなのです。

これから私たちの医療制度は、米国と同じように自己負担が原則となってくるのだろうと思われます。そして、今までの患者と医師の間を国が橋渡しをするかたちから、患者と医師の間を橋渡しするのは保険会社というような米国型の医療制度へと移り変わってくるのだと思われます。これは、たとえお金を払ってもらっていても公共サービスであるという考え方が医師たちに根づいているアメリカでならばこそ、このような合理的なことも行えるのでしょう。しかし、日本ではどうでしょうか？

病院が多く存在するある地域の話です。その地域では消防署の救急隊員にお茶を出すことが当たり前になっているようです。人手の足りない、事務職のいないような病院。当直医と看護師二名が勤務に就いている。そこへ救急車がやってくる。看護師の一人は患者を放っておいて、お茶の準備。お茶を出して、ねぎらいの言葉をかける。

これでよくおわかりになるのではないでしょうか。日本の病院にとって、患者のことなどどうでもいいのですよ。あくまで患者は病気の入れ物、病気を運んでくれるものこそ重要な存在なのですよ。公共サービスの一員として社会へ貢献しようという意識が医師に存在しない以上、私たちは保険会社と医者の間を流通する通貨のような存在になってしまうでしょう。

魂不在のシステム、それは分裂を起こしたシステムです。では、医療システムの魂とは何でしょうか……。

それは患者の人権であるはずです。そして、それが日本の医療システムに欠如しているのです。

3

医者に復讐せよ!

法で裁かれる医師たち

医師も私たちと同じように裁かれる。あるいは私たちが日常で出会う法律や規制よりも、もっと厳しい規則や法律に縛られていると皆さんは信じているのではないでしょうか……。

このように考えるのは、彼らが私たちに対して負っている責任を考えれば当たり前のことなのでしょうが、実際はどうでしょうか……。

お正月のおとそ気分で飲酒運転をしてしまった経験はないでしょうか？（もし、なければそのような状況を想像してみてください）

「ひさしぶりだったなぁ」

帰省して久しぶりに会った友達との会話を思い出しながら運転していると、旗を持った男があなたの運転する車の前に出てきました。

停車したあなたの車の窓を、旗を持った男がノック。

「ご主人、飲酒検問です。ちょっと窓を開けてもらえますか……」

「しまったなぁ」そう思いながら窓を下げると警官は、車内が酒臭いのを感じて獲物を得た喜びでもあらわすように、ニタっと音のでそうな薄笑いで、

「ちょっと、息をハーってしてくれます？」

あなたは仕方なしにハー。

そして、あなたは免許停止となり、あなたの財布からはお金が消えていきます。

こんな時は本当に損をしたような気になるのですが、後々で事故を起こしてしまうことを考えればいい経験になったと思って、その日のことを教訓にするのですが……。

さて、医師が飲酒治療をした場合にはどうなるのでしょうか。

赤ひげ先生という番組が昔ありました。酒には弱いけれど、とってもヒューマンな医師を描いたドラマだったのですけれど、ここで赤ひげ先生は勤務中でも酒を飲んでいました。作り手としては、人間くささを表現するために酔いどれ医者を登場させたのだと思いますが、こんな医者が本当にいたらどう思われるでしょうか？

おまけに、そういう状態の医者が診た患者さんが亡くなられたらどうでしょうか？

そんな馬鹿なこと、あるはずないよ。そんな状態で診療したら、きっと医師法で裁かれるよ。

そうお思いでしょう……。

ところが、酒を飲んで診療をしてはならないという明確な法律はないのです。

ここでそんな例を一つ……。

山形県のとある病院で起きた事件なのですが、この病院で勤務する医師がある日、勤務を終え、家で休んでいたそうです。たぶん、このお医者さんは仕事明けに晩酌をされるのでしょうね。お酒を召されていた（これは、別に悪いことではないですよ。私もこの原稿が一段落したら飲みますから）。そこへ、その医師が担当していた患者さんの病状が急変したと連絡が入ったために、グラスに残ったブランデーを飲み干して……おっとっと、これは想像がすぎましたね。飲み干したかどうかは知りませんが、大急ぎで駆けつけたそうです。

多くの病院では夜勤を行っている医師は、それが救急病院であっても研修医を終えたばかりの経験の浅い医師が多いようです。この病院もそんな病院だったのかもしれません。

夜間になると病院では昼間よりも人員が少なくなるというのは、ご理解いただけると思います。昼間の治療や診療をはじめとした業務が終われば、病院で勤務している人間は全体から昼間に必要な人数分だけを差し引いた人員数が勤務していなければならないはずなのですが、ここでも経費削減の名目の下に人員数は絞られてしまいます。人員だけならいいのですが、夜間の業務を担う医師のレベルも極端に下がってしまいます。ほとんど経験がないようなアルバイト医師。昼間に必要な処置は終わっているのですから、夜間に病院で起こるのは、救急で運び込まれた患者さんへの処置。入院患者さんの病状の急変。大出血（動脈瘤の破裂による大量出血…それはすさまじい光景が展開されます。まるで交通事故のような……）やその他の難易度の高い処置が必要な状態がほとんどで、このような状態はベテラン医師でも持て余すような状態です。

いま話題にしている病院も、当直に十分な経費をかけられないような病院だったのかもしれません。患者さんの急変を聞いて駆けつけた医師の行いは立派な行為だったと思います（おっと、筆者はいつになく寛大ですよ。後によっぽど怖いことが書いてあるのかもしれませんね）。

しかし、このとき酔っぱらって治療された患者さんは、その医師が診た後に死亡しています。病院側では、患者さんが亡くなられた原因は飲酒による治療とはしていませんが、厳正なる処分をその医師に行うと発表しています。さてさて、困ったものです。病院内だけでの処分でいいのでしょうか。ここで、たとえ話を一つしてみましょう。

あるバス会社での出来事です（フィクションですよ。人の命を預かっているバス会社はそんなに責任感が低くはないと思います）。

「困ってんだよ。突然バスの運転手に欠員が出てしまって、なんとか出てくれないかな？」

ビールを一杯飲み干したところにかかってきた電話に出ると、配車係はいかにも困ったという声で勤務が終わったばかりの男にそう嘆願した。

男はさっそく会社に駆けつけて、もう、この会社を救えるのは俺しかいないとばかりに大型のバスを車庫から滑り出させると、いつもの勤務どおりにバス停からバス停を行き来し、お客さんを運んでいたのですが、最後のバス停にさしかかったところ、突然、本当に突然に彼の運転するバスの前に黄色のボールを追いかける小さな女の子が飛び出してきました。まるで、運転手の代わりにバスが悲鳴を上げたかのようなブレーキ音が、辺り一帯に響き渡り、つり革につかまったお客さんが転倒する音、そして、彼の運転するバスが何か柔らかな物に乗り上げたような感触。そして、ハンドルに伝わる柔らかな振動。この一瞬の瞬間に多くの感覚がスローモーションのように伝わり、車は停車し運転手に普通の時間が流れ始めた。

運転手はいつも握りしめ、手になじんだハンドルに頭を押しつけ、バスが伝えたあの柔らかな感触がボールであることを祈ったが……。
数十分後、警察が駆けつけ、運転手が飲酒している事実を確認しました。
そして、バス会社は彼に厳正な処分を行うと発表しました。
ここで問題なのですが、このバスの運転手は社内処分だけで済むのでしょうか？
絶対にそういうことはありませんよね。会社自身が責任を問われるはずですね。
しかし、それが、まかり通る世界もあるのです。そういった世界がどこなのかは、もう皆さんご存じですよね。
あなたは、酔っぱらい医者に診られ死んだ患者さんの遺族
あなたは、酔っぱらい運転手の前に飛び出て死んだ女の子の遺族
あなたが、酔っぱらい医師だったら
あなたが、酔っぱらい運転手だったら
あなたが、病院側の人間だったら
あなたが、バス会社の人間だったら
一度、あなたの中でいろいろな立場になってこの二つの出来事について考えてみてください。
ここでバスの運転手が起こした事件は大変凄絶な感じがしますが、医療の現場ではこれにまさるとも劣らない凄惨なことが起きているのですよ。ただ、書き手の私がゾッとするから書かない

だけですが……それではあまりにも例にとった運転手さんにアンフェアですから、少しだけ書いてみましょう。

医師を裁くのはあなたです

これは、ある病院で鼻の穴からチューブを通す治療行為が行われた際に実際に起きた事件なのですが、この事件の場合は、医師側も否定できないような明らかな過誤であったために、痛ましい事件の中でも円満に解決したほうだったようです。この円満解決という言葉はあくまで医師側にとって円満解決であり、過誤を起こされ娘さんを亡くされたご遺族にとっては円満ではなく、当たり前の謝罪を受けたのであり、過誤により失われた娘さんは二度と帰ってくることはありません。

「あれ……入らないや」

そう言うなり若い医師は、送り込もうとしていたチューブに力を入れた。ぐぐっと自分の手を押し返すような力がチューブを通じて伝わると、その医師は何を思ったのか、気合いを入れるかのように鼻から息を吸い込むと手に加えていた力を増した。すると、今まで押し返すような抵抗感が一気になくなり、ズボッという感じで一気にそのチューブが彼女の鼻へと勢いよく吸い込まれていった。

「やっと入ったぁ！」医師がそう声を上げようとした瞬間！

無理矢理押し込まれたチューブは、シャンパンのふたのようにポンと音をたてて彼女の鼻から飛び出した。

「あれ？　また失敗か……。まったくめんどうな患者だな……」医師はそう思い、本来なら治療される立場の女性に非難の視線を向けると、彼女は額に汗を流しながら、医師に申し訳なさそうな視線を投げ返していた。そんな視線のやりとりが行われた時間は一秒くらいのものだったろう……彼女は自分の鼻から何か生ぬるいものが流れ出るのを感じた。

「鼻血？」彼女がそう思うか思わないうちにまるで滝のような血が鼻から噴き出した。

だれでも一度や二度はコップに入ったジュースやコーヒーをこぼしたことがあると思います。マグカップなら三五〇ccくらいでしょうか？　三五〇ccくらいのコーヒーやジュースをこぼしてもふき取るのは大変なことだったと思います。しかしここで起きたのは、鼻に押し込まれたチューブの先端が動脈を切断したために、彼女の心臓の鼓動にあわせて数リットルの血液が鼻から噴出したのです。

ホースで水をまくような勢いだったでしょう。

一面が血の海になっていたでしょう。

そして彼女の家族は、その現場を目の当たりにしたのです。

これで交通事故に勝るとも劣らないことが病院で起きているということをおわかりいただけ

たと思います。

酔っぱらいの事例からわかると思いますが、私には日本の医師にまつわる法律は彼らの権利を保護するように作成される側面があまりにも多いように思えます。だとしたら法には頼れないのではないでしょうか。

では、私たちは何に頼ればいいのでしょうか？

倫理観？　それともその倫理観をつくりあげているもっと根源的な罪悪感というものでしょうか？

それらを医師に期待するのですか？

期待しても無駄なことは、もう皆さんにはわかっているのではないでしょうか？

殺されるべきか、生きるべきか

「生きるべきか、死ぬべきか……」これはシェークスピアの戯曲『ハムレット』の一節です。あまりにも有名な物語ですので解説は不要だと思いますが、ここで、大体のあらましだけを書いておきます。ハムレットはそそのかされ義父の王を暗殺し、後に自分の起こした罪に苦しみ抜き、「生きるべきか、死ぬべきか……」と自問しつづけるのです。ここでハムレットが感じたのは罪悪感というものなのだろうと思います。この罪悪感とは何でしょうか？

罪悪感、これは間違いなく心の痛みです。自分が直接的、間接的に関わってしまい人に苦しみを与えてしまったときに、その痛みが自分を襲う、これが罪悪感でしょう。そしてその罪悪感を持たぬための自制心が倫理観と呼ばれる価値観でしょう。

ここでよく考えなければならないのは、「人の痛みがわかる」ことが罪悪感につながる。痛みがわからなければ罪悪感は持てない。ひいては倫理観を持てない。

では、なんとかごまかしてしまえば……と考える人間にこのような罪悪感を期待することができるでしょうか？

人の痛みを感じずに、自己保身にのみ突っ走る人間には罪悪感やモラルを期待しても無駄でしょう。そういった人間に対しては、自分が裁かれるかもしれないという恐怖感を与えることのみによってしか、私たちは自分たちの身を守ることはできないでしょう。

あなたの身の回りに、あるいはあなた自身が病院に行って症状が緩和されなかった。突然にほかの病気が現れてきて通院や入院が長引いている。最悪な場合は、突然に病状が急変して亡くなってしまった。そんなことがなかったですか？　その時に、一瞬でも「説明と違う」と疑問を持たれたことはないですか、意味のわからない専門用語を並べ立てられたことはないですか？

「疑い」を抱き続けながら生きていく。そんな苦しいことはないと思います。ましてや自分の愛する誰かが亡くなっているときには、いっそう……。

しかし、それを検証しようと思えば、時間や経費、それと知識が必要となってきます。もし、その疑いが〝黒〟だと確信があっても、相手は、その気になれば建前上は患者のために作成されているはずの法律をも、自分たちの利益を守るための組織防衛として、ねじ曲げることさえできる業界の住人だと思うと気が重くなってしまいます。しかし、戦う手段はいろいろとあるはずです。

利権はあなたの体

風車とチューリップで有名なオランダという国は、海面高度より低いところに国土があるため、国民は大変な努力をして国土を広げてきました。そのオランダ人がよく使う言葉を紹介します。

「地球や自然は神様が作ったが、オランダはオランダ人が作った」

つまり、オランダという国はいろいろな努力をしてオランダ人が作ったという誇りを表した言葉です。果たして日本人は、オランダ人のようにこの国は日本人が作ったと自信を持って言えるでしょうか?

「自分たちで作る」。これはいかに個人個人が要求を積み重ね改良してきたかということですが、日本では地方をはじめとして大都市に至るまで、要求を通してくれる代表者がいても、それぞれが個別に自分たちの要求を述べる場所すらなかったのではないでしょうか?

要求を通してくれる代表者と言えば大変聞こえはいいのですが、言葉を返せば利権代表者ということになってしまうでしょう。本来ならこんな要求がありますよと伝えてくれるだけでいいのですが、この手合いは「こういった要求がありますが……」と要求される側に言いながら、同じ口で「こういうふうに納得してもらいましょうか……」と言い、そして、こう言葉を付け加える。

「ところで、納得してもらうにはやはりお金が……」

で、自分の財布にはたっぷり、要求をした人にはちょっぴりという構図の出来上がりです。おまけにその利権者に感謝までしてしまう。

「あの人がいなければ、どうにもならなかった」

ここまできてしまうと、いっそうタチが悪くなってしまい「利権代表者＝ボス」の関係が出来上がってしまうのです。

これが利権の構造だと思うのですが、この関係は医師と患者の間でも成立しています。さて、ここで利権として私たちが食われているものは何でしょうか？

「土地」。これは違いますね。

「お金」。これは医師の懐に確実に入るものですが、これはあくまで医師が儲かるというだけで利権ではありません。利権とはそこに権利を主張できるものですよね。いったい何でしょうか？

答えは簡単です。

「あなたの体」そして「あなたの愛する人の体」です。

人の健康や生命を利権としてそれを食い物にする。歴史上このようなことがほかにあったかどうか探してみますと……。

ありましたねぇ、凄い言葉が。それは「奴隷」という言葉です。

私たちは彼らの奴隷なんですよ!

医師には労働の対価を支払えばいいのであって、そこから生まれる利権を彼らに渡す必要はないはずです。

免許さえ取れれば自動的にお金が入ってくる。医師という職業へのこのような幻想はだんだんと消えつつあります。しかし、これは適正な競争を私たちが望んだためにそうなったのではなく、医者が増えた、それだけの理由にしかすぎません。年々減少する自分たちの収入に対して、彼らは私たちの体をこれまで以上に利権として利用しようとしてくるでしょう。

もうこれ以上彼らに私たちの体を利用させてはなりません。

「あの総理は優柔不断でね」などと私たちは、政治に対し不平不満を口にします。

そして、もちろん、多くの人が現状の医療制度にも不満をもっています。しかし、自分からはなかなか動こうとしない。それは、いつでも不平不満の後にこう言葉をつけ加えてきたからでしょう。

「なんとかしてくれるだろう……」

不平不満があるにもかかわらず、いつまでも変わらない日本。それは私たちが間違っているだろうと薄々感じつつも、力を握っている人間たちに淡い期待を寄せ、「なんとかしてくれるだろう」と言葉を締めくくってきたからでしょう。それは、古代から自分たちで何も決めることができなかった日本人の悲しい言葉であり、文化なのでしょうが、それで苦しい思い、つらい思い、悲しい思いをするのはいったい誰でしょうか？

利権というもので世の中が硬直してストップしてしまう。それが今の日本の現状なのですが、そろそろそういった利権屋さんに行動を慎んでもらったほうがいいのじゃないでしょうか。彼らも結局はタコのように、自分の足を食っているにしかすぎないということをはっきりと自覚するべきでしょう。特にお医者様はしっかりと自覚する必要があるんじゃないでしょうか。

患者を治すために病院があるのですから、病院とは患者が中心となるシステムであると私は考えています。けれども、患者のための病院というシステムは、日本にはほとんど存在していないのではないでしょうか。

現状の病院は、あくまで医師とその組織のためのシステムの一部にしかすぎない。公共工事を行う土木業者がまったく公共を意識せずに自分たちのために利権工事を行い、環境破壊を行う。それと同じように、医師たちにとっても治療は自分たちのための利権治療を行うことであり、患者を意識することもなく治療を行い、大量の医療過誤を生み出している。日本の病院は、治療という巨大な利権を消化するための医学界の歯車のひとつにしかすぎないのではないでしょうか。

また医者たちの病院に対する意識にしても、利権にありつくための場所としてしか見ていないように思います。そのために、お得意さまである患者さんには偉そうな態度を取るのに、自分より上の上級医にはぺこぺこと頭を下げ、媚びへつらい、なんとか少しでも良い条件を引き出そうと躍起になる。口利きだけで良いものを得られる、まさに利権ですね。

もう、この利権システムは他の利権システムと同じく利権文化とでも呼ぶべきものに成長し、医者どもの骨の髄まで染みこんでしまい、今では優秀で人道的な医師でさえ自分たちがどのような場所にいるかわからなくなってしまっていると思います。

お医者様方、忘れてはいけませんよ。あなた方もいつかは病院のベッドで死ぬのですよ。その時に、知りすぎたあなた方に安らかな死はあるのでしょうか……。

まるで医療テロリズム

日本という国はいろいろな問題を山積みにしていますが、欧米やヨーロッパと比べると自然に恵まれているようです。ずいぶんと前に読んだ本の中に、あるフランス人女性が東京の地下鉄に一頭（匹じゃなくて頭と数えるんですよね）の蝶《チョウ》が迷い込んで来たことに感動して、日本ってなんて自然に恵まれた国だろうと自分の国と比較していました。多少のコンプレックスをもち、必要以上に欧米崇拝をされる向きには「日本は田舎だからね。後進国だから、まだそんな余地が残っているんだよ」と結論づけられるでしょうが、明治を振り返らずとも日本は江戸の末期には世界でも類を見ないような大都市が大阪や東京にあったわけですから、都会化されていない田舎だから自然に恵まれているというのは論拠に乏しいかもしれませんね。自然を愛していたから……。そして、自然と共存する術を知っていたから……。どれも的を射た回答なのでしょうし、その通りなのでしょう。しかし現代の工業発展の時代背景の下で環境破壊の毒牙に私たちが身をさらさなくても良かった（決して、現状を肯定するわけではありません。日本にはまだまだ改善されなければいけないことが多くあります）のには、他にも理由があるように思えます。

四日市、水俣、この地名を聞かれて何を連想されるでしょうか？

企業が垂れ流す有害物質の影響でもがき苦しむ白黒の記録画像。そして裁判所前で「勝訴」と書かれた紙を持って走り出る人。

みなさんは、そこに大きな公害訴訟があったと記憶されていることでしょう。

水俣病とその公害訴訟が激しかったことをご存じない方でも、最近ハンセン病患者のみなさんが起こされた訴訟が大きな波紋を呼んだことをご存じのことと思います。

ハンセン病……そんなものがいったい自分たちとどう関係するのだろう、この本は医療過誤の本じゃなかったのか？　そう思われるかもしれません。しかし、私がこれから言うことに少しばかり耳を傾けていただけないでしょうか……。

私たち、あるいは私たちの子どもたちに、もし不幸にもハンセン病にかかる人がいたとしましょう。病自身やそれにまつわる偏見や差別、そういった不快なことは起こるかもしれませんが、あの激しいハンセン病訴訟を行った患者さんと同じ道をたどることは二度とないでしょう。それは、どうしてなのでしょうか？　彼らハンセン病の患者の皆さんが、苦しみの中で自分たちの苦しみを叫び続けてきたからではないでしょうか……。


苦しみや悲しみを個人のものとしてしまうと、それはそこで完結してしまうでしょう。叫び声を上げ、自分が苦しんだあるいは自分の家族が苦しんだとはっきりと声をあげれば、苦しみですら次の時代を生きようとする人たちの大きな財産になるのです。それこそ苦しんだ人が生きていたことの証《あかし》ではないでしょうか？

もし今現在この本を読んでいただいている方の中で、医療過誤を原因としてご家族を失った方がいるならば、よく考えてください。あなたは苦しまれているかもしれません。これ以上苦しみたくないがために、訴訟をあきらめようとしているかもしれません。

でも、あの人が生きた証をあなたは残したくないですか？　もちろんあなたの中だけで生きればいいというのなら、それでいいのでしょうが……。あなたが動かなければ、必ず同じ思いをする人は増え続けます。医療過誤裁判を行っている人々の声を聞いてみてください。別に裁判所まで出向く必要はありません。新聞を少し広げれば良いだけです。月に一度はそのような裁判の記録は載っています。その中で、子どもを失った、親を失った、夫を失った人々はなんと言っているでしょうか。

悲しみの中で彼、彼女たちはこう言葉をくっているのではないでしょうか。

「私たちのような悲しみはもう二度と起こさないでほしい」と……。

私たちはあまりにもその声を聴かなすぎたし、その声を上げようとしなさすぎたのではないでしょうか。

今まで見たように、医療過誤が一つの公害被害よりも多くなってしまっているにも関わらず、医療過誤の裁判が少ないのはどういうわけでしょうか？　法的な処置を積み上げていった結果、このような事態が少なくなってきたというのならわかりますが……現状では医療過誤の裁判は過誤が相当数あると思われるのに、実際に起こされる裁判が非常に少ない。どうしてこのように医療過誤をめぐる裁判というのは少ないのでしょうか？

ここで一つの実験をしてみようと思います。皆さんは、これから私が語る状況に自分がおかれた場合にどうするかということを考えてみてください。

シミュレーション

「顔でも洗っといでよ」

泣き崩れ、放心状態のあなたに誰かがそう優しく語りかけてくれ、あなたは病院の便所で顔を洗っていました。鏡を見ると、泣きはらし疲れた顔がそこにあります。ここでもあなたは亡くなったあの人のことを思い出します。たった二日前のことです。元気なあの人と交わした言葉があなたの中に蘇ってきます。

「二、三日の入院だから心配することはないよ」

元気な笑顔でそういうと、まるで、会社へ出勤するかのようにあの人は病院へ行った。

そう、あの人は……確かにそう言った。たった二、三日の入院だと……。あの人のあの口から出た言葉は、確かにそう言っていた。

なのに担当の医師は、容態の急変はこの病気にはつきものだ、と……残念です、と……。

どうして……きのうまであんなに元気だったのに……。

あなたは病院の洗面所で顔を洗いながら、ふと考える。

「確かに、二、三日入院すれば治るって、あの医者は言った……」

あなたの心に疑念が少しずつ沸きあがってきました。

「ひょっとすると、病院で何かの手違いが起きたのかもしれない」

ドンというドアの音がします。

「どうしたの？　大丈夫？」

あなたに優しく声をかけてくれた人が心配になって様子を見に来てくれたのでしょう。

「大丈夫……」

そして、あなたは言葉を続けます。

「ひょっとすると病院の手違いがあったんじゃないかなって考えてたの」

「なに言ってんのよ。私も一緒に先生の話を聞いていたじゃないの……」

さて、ここであなたを心配してくれた方が重要な発言をしています。

「先生の話」というところなのですが、ここはどこでしょうか？ もちろん病院ですよね。病気に関して相談できるはずのたくさんの専門家がいる場所ですよね。そして、あなたを心配してやってきてくれた人は、その専門家に話を聞き、十分に納得できたというのですよね。

では、その専門家とは誰でしょうか？ あなたが、ひょっとしてと疑っている加害側の人間ではないでしょうか？ そのために日本では極端なまでに医療過誤の裁判が行われてこなかったのではないでしょうか。

医者を眠らせるな！

医師たちは憲法第三十八条の条文である「何人も、自己に不利益な供述を強要されない」ということを法的な根拠として、自らが医療事故を起こしたと報告する義務はないと考えています（こういった主張を行うことが、私たちの健康や生命を彼らが利権にしている最大の証拠でもあるでしょう）。そして、そのような主張にそった人間ならば倫理観も最悪でしょう。自分でミスを起こして自分で死亡診断書に記入する。これほどの完全犯罪は存在しないと言っても良いでしょう。

「あっ、やっちまった」が、あなたに説明をするときには「ガン細胞がはじけました」（この言い訳は医師の表現力が大きくかかわっているところですので、理科系ながら、文芸書なんかをお読みになっているお医者様は非常に素晴らしい表現をなさりますよ）。

どういう言い訳かはわかりませんが、もし、ここであなたが医師の言葉にごまかされたら……あなたには悲しみと請求書。そして、医師の懐には現金が入ってくるのです。

あなたがここであの医師は疑わしいと、もし、一緒に悲しみにくれる家族に告げた場合にはどうなるでしょうか？（先ほど「先生が……」と言った人などにですね）

たぶんこう切り返されるのではないでしょうか？

「そんなことしてもあの人は帰ってこないよ」

「もし、解剖なんてことになったら大変だよ。遺体を傷つけるのは反対だ！」

いろいろな言葉が返ってくるでしょうし、いろいろな押し問答が繰り広げられるでしょう。

このとき過誤を起こした当の本人である医師はどうしているでしょうか？

コーヒーでも飲みながら、こんなことを願っているかもしれません。

「早く焼いちゃえよ！」

「よけいなことを考えるなよ！」

そりゃそうですよね。もし、ここで解剖なんかをされたら、死亡診断書の偽造、異常死亡報告義務の怠り、過失致死、賠償金、ありとあらゆる罪がこの医師を襲ってくるのですから……(しかし、免許はなくなりませんよ。おいしい資格ですね)。

早く証拠である遺体を火葬にしてくれるのを心待ちにしていることでしょう。

それればかりか、その医者はできれば、「ありがとうございます」の一言があなたの口から出るのを待っているかもしれません。

どうして……

叫び声を殺してまで我慢しなくてはいけないのでしょうか。

叫び声を上げるのが、そんなに恥ずかしいですか?

叫びとは、基本的には関心の持たない他者にとっては意味不明で不快なものになるかもしれませんが、快不快を決めるのは関心があるかないかだけのことだと思います。あなたの叫び声が不快なものとして届く人には、あなたほど亡くなった人のことを思っていない。それだけでしょう。

また、不正に打たれたならば冷静に対応することが最善の策のようにも思えますが、それがどの程度の人の耳に届くのかは疑問です。

「冷静になれよ」の一言、そんなものは必要ないし、耳を貸す必要もないでしょう。なにより叫び声を上げること、それが大事なのではないでしょうか。

叫び、そして復讐すること。あなたに本当に必要なのはそういうことではないでしょうか。連中があなたの愛した人が葬られることを望んでいるならば、その期待を裏切ってやらねばなりません。

少しでも疑念があるならば、警察に連中が過誤を犯したかも知れないと通報すべきではないでしょうか。

病院を飛び出し、泣き叫びながら訴えればいい。それだけです。後は警察が事情を聞いてくれます。

あなたはまわりの方々の言葉を飲んで、ここで断念されても良いのですよ。しっかりとしたメモさえ残していれば……。

これは、お医者様方にも覚えておいてほしいことなのですが、過失致死や傷害はその事件が終わって二〇年は告訴の対象となります。

「二十年間は訴えることができる」。このことを少しでも多くの人々が知り、多くの人々の常識になれば、医師たちは、最後に自分が犯してしまった過誤から二十年間、時効を怯えながら待つ逃亡犯のように安らかには眠れないはずです。
お医者様二十年苦しみますか?
それとも真実をすこしでも早く告白されますか?

断章Ⅲ●儲からなければ殺してしまえ！

　子どもの頃、誰もが暗闇に恐怖を感じた。押入の中で得体のしれない何者かが、自分に語りかけてくるような気がした。一人で初めて眠ることになった夜に感じた孤独。暗闇が恐怖というはっきりとした顔を持っていたことをあなたは覚えているだろうか……。

　男は、いや、もう男かどうかもわからない。自分が誰であったかもわからなくなった男がいる。その男は永遠に続くかもしれないそんな暗闇の牢獄に閉じこめられていた。その男にわかることは、自分が水の中でもがくような苦しい呼吸をしていること、そして、時折なにかあたたかなものが自分の手に触れ、そのときだけ暗闇が恐怖の顔を見せず自分を安らかに眠らせてくれることだけだった。


「いったい、どれだけ入院させればいいのかね？」

　初老にさしかかろうとする男は薄笑いを浮かべながら、カルテをトントンとこづきながら言った。

いったいどうしてこんな早朝に呼び出されたのだろうか、ひょっとして何かへまをやらかしてしまったのだろうか、そう考えていた白衣の若い男はおっかなびっくりの体で答えた。

「はい、こちらで最初にインシュリンを過剰に投与してしまったもので、なかなか言い出せなくって……」

「若いなぁ、君も……。それでその患者の家族は？」

「えーと、確か奥さんだけだと思います。特別に訪ねてこられる家族もいないようですから……」

「じゃぁ、今回の件で君が間違った投与量を看護婦に指示したということは？」

「はい、特別、奥さんのほうから質問はありませんでした。急変という言葉で説明ができています」

「そこまでは完璧じゃないか。その後、どうして脳死ってことを告知しないんだ」

そう言うと、じっと若い男の目を見つめた。

最初から俺のミスだったんだ。ここでしっかりと後始末をしないと……。

「はい、これ以上ご迷惑をおかけしません。今日奥さんに説明します」

初老の男はその言葉を聞くとコーヒーをひと飲みし、自分の白衣に手を通し無言のまま部屋を出た。

「いったいどういうふうに説明すればいいんだよ」

男はそう自問した。ミスであの患者を殺したのは俺だ。この責任、病院への責任をどう果たすか……。

「できれば、あのばあさんも心中かなにかしてくれたらいいのに……」

「まったく、うっとうしいんだよ。あのばばあは！」

そう呟くとデスクに置かれたカルテをドンと鈍い音がするほどに殴りつけた。


朝陽の中、小鳥たちが賑やかに飛び交い、自分がどこにいるのかをはっきり示すかのような大きなさえずり声を上げていた。いったいその声は誰に聞かせようとしているのだろうか。初老の女はそんなことを考えながら、冷えた窓ガラスにすっと額を寄せた。冷えたガラスは室内の湿度を小さな水滴に変え、そしてまたその水滴は陽光によって蒸発させられ、ささやかな陽光の香りを作り出し、彼女の鼻に陽のにおいと額に陽の暖かさとまぶしさを伝えていた。


「もうすぐ春ですね」彼女はそう言うと、窓に背を向けた。

「暗闇？」

明るい陽光を感じていた彼女は、振り返った場所を暗闇のように勘違いしてしまいそうになった。そこには深海から打ち上げられた生物が何とか生き残ろうとして断末魔の呼吸をするかのような音を立てる機械が据え置かれ、その機械からのびるチューブ、そのほかの機械からのびる大小のチューブに埋もれるように彼女の夫が眠っていた。

病棟の他の患者たちが起き出してきたのだろうか、スリッパをペタペタといわせながら廊下を行き来する音が聞こえる。

朝の身支度。夫が元気だった頃、寝坊をしてしまい大あわてで送り出したことがあった。仕事がないにもかかわらず勘違いをしてしまいハッと気づいて「あっ、今日は休みだったんだ！」と言ったときには、夫はパンを口にくわえていた。大あわてのときも、大失敗のときも、いつでも愛嬌たっぷりの太ったほっぺを上げニッといつも愛嬌のある顔でこちらを見て笑ってくれた。そして、いま彼女は夫を生かしてくれているだろうチューブに気を遣いながら、目を固く閉じチューブの山の中に埋まり、あの笑顔を見せてくれなくなった夫の額をウェットティッシュで優しくなぜている。

「どのくらい前になるんでしょうかねぇ……」

初老の女は黄色の円筒形からティッシュを取り出すのをやめると、夫の手を握った。

「こうして手を握っているんですよね。最後には……」

あれは、まだ二人が一緒に生活をし始めた頃だった。

夫が突然「海を見に行こう」と言い、「えっ、いまから？」と渋る彼女を半ば強引に連れ出したことがあった。

二人は堤防にすわり、松林をかすめ飛ぶように流れる青白い雲を見、波音を聞いていた。風の冷たさに彼女が身震いすると、綺麗にまとめてあった髪が幾筋かの冷たい固まりになって彼女の額にだらしなく垂れた。温かな手が彼女の額の冷たい固まりを優しくなでるように横へやると「君が先に逝《い》くときは、僕は君の手を握っているよ。もし僕が先ならば君がこうやって手を握っていてよ」そう言いながら夫は彼女の手を握った。「そうすれば僕の記憶の最後に君の手の温かさが残るじゃない」

なんて恥ずかしい言葉をこの人は言うんだろうか、そう思うと彼女は「へへ……」と照れくさそうに笑った。

「できれば……その時には僕の大好きなその笑顔を作っていてね」照れくさそうに夫は言うと、ぐっと力を込めて彼女の手を握り空を仰ぎながら「どっちとどっちの手かな？　僕の右手と君の左手かな、それとも君の右手と僕の左手かな……」とぽつりと言葉を漏らした。

どれくらい時間が経っただろう……。

もうすでに西の空にあった陽が、張り出した半島の山々に沈もうとしている。

そしてそれを見送るように、東の空には三日月よりやや太った五日目の月が雲の間からときどき現れる。刻々と変わる空の色と奥行きを、わたしたちは無言で眺めていた。

ふとさっき夫が言った言葉を思い出した。

「君が先に逝くときは、僕は君の手を握っているよ。もし僕が先ならば君がこうやって手を握っていてよ……」

「さっきはあまりに突然だったので笑ってごまかしたけれど……」

何十年か先にかならずおとずれるだろう時のことを想像すると、手が急に冷たくなった。

その手の温度変化に夫が気づいたわけではないのだろうが、

「どうしたの……」と言うと、あたたかな手でギュッと強く包み込むように握ってくれた。

その手のあたたかさがわたしの手の温度を一瞬さらに下げた次の瞬間、安心感とともにそれはなくなった。

飛ぶように流れていた雲は、月を迎えるようにゆっくりと流れていた。

夫の右手と彼女の左手だった。

温かな手だった……その時に初めて見せてくれたあの笑い顔は彼女のいる場所にはもうなかったが、あの手の暖かさは今も変わらずに彼女の手の中にあった。


「いったいどう説明すりゃあいいいんだよ」白衣の若い男は呟きながらノックをした。

「はい」初老の女性は返事をすると白衣の男を招き入れた。

一週間ぶりだろうか、この部屋に訪れるのは……それにしても暗い顔で下ばかりを向いていたこのばあさんの様子が違う……。男は周りをきょろきょろと見回すと彼女を見つめた。

「なにかあったんでしょうか?」久しぶりに訪れた医師の来訪の目的を考え、彼女は心配そうな表情を見せながら聞いた。

「様態の悪化なんかないよ! 第一それ以上に悪くなりっこないだろう」若い男はそんな言葉が口から飛び出しそうになったが、つばを飲んでこらえると自分が言わなければならない言葉を口に出した。

「奥さん大変申しわけないのですが、これ以上の治療は……」

彼女は口を真一文字に結ぶと若い男に向けていた頭をベッドの方へ向け、夫をじっと見つめた。

「ばあさんてばっ！　そっちを向くんじゃないよ。こっちだよ。女の子みたいにいやいやされたら困るんだよ」口には出せない言葉が、若い男の中にどんどんとあふれでそうになる。腹立ちの気持ちが、言わなければいけない言葉の口調を自然と強めた。

「最善の策を尽くしましたが、これ以上ご主人の延命を続けても、ただご主人を苦しませるだけです」

強い口調だった。その口調が彼女の夫を思っての口調のように聞こえたのだろうか……それとも、その激しくしかりつけるような口調に驚いたのだろうか彼女は一瞬びくっとした。

そして「苦しんでいるんでしょうか……」彼女は振り返らず、呟くように言った。

「今日は病院に寄ってインシュリンの注射を打ってもらうから……」

糖尿病の夫はそう言って家を出た。

それから三時間ほどして……たぶん洗濯物をたたんでいた時だった。今自分の目の前に立つ若い男から電話があった。申しわけなさそうな声で、それも震えるような声で「ご主人の病状が急変されました」と告げられた。

病院に駆けつけると何人かの白衣の男たちが彼女を取り囲んだ。そして、こういう病状の急変は糖尿病患者にはよくあることであり、我々は最善の策を講じて現在治療にあたっているということを難しい専門用語を交えながら彼女に説明した。

そのときあの若い男は、まるでいたずらをした子どもがお母さんの後ろに隠れるような感じで、時折こちらにおくる視線が交差すると目を伏せていた。

「このA先生がご主人を担当している医師です。なにかわからないことがあったらこの先生に聞いてください」

初老の医師はそう言うと、このA医師を前に押し出すように彼女の前に差し出した。

それからの数日間、このA医師は家にも帰らず夫の治療にあたってくれた。説明を求める彼女に「大丈夫ですよ」とだけいつも言い、夫の回復を願う彼女に希望を与えてくれた。


「現状は脳死だと判断せざるを得ません」若い医師は「大丈夫ですよ」と言った同じ口で彼女に素っ気なくそう言った。

「脳死」＝「なにも感じない」。自分がご主人は苦しんでいると言ったにも関わらず脳死と言ってしまった。このばあさんは疑問に感じないだろうか……。

深い昏睡状態。

「昏睡状態だ」

自発呼吸ができない。

「できていない」

平坦脳波。

「脳波はフラットだ」

それに……本で確認した脳死の条件を思い出し、脳死だという言葉がいま始末をつけないといけないこの患者にとって十分に妥当なものだと思いこむと、自分の言葉をつくろうための次の言葉が自然と出てきた。

「脳死を判定するためには多くの処理もありますし、脳死判定が下っても……ご主人の体をこれ以上傷つけることは私にはもうできません」

たぶん、詐欺師が騙す相手が疑問を口にしようとしたときに感じるだろう恐怖感。そして、自分が上手に相手をごまかしているという高揚感が彼自身にあったのだろう、彼は必要以上に多弁になった。

優しい口調で「ご主人はもう何も感じないでしょう。でも……その魂は生きているんだと思います。その魂は決して奥さんを苦しめたいとは思っていないと私は思いますよ」と言った。

言葉が途切れると二人の間に静かな空気が流れた。

医師の頭の中に、自分の間違いを救ってくれた同僚や先輩たちの顔が浮かんできた。自分の失敗にも関わらず自分の代わりに夜勤を申し出てくれた友人……病院の負担が増大するにも関わらず無駄な延命治療を許可してくれた事務方のみんな……「そういった人々の努力がこのばあさんの次の言葉にかかっている」。そう思うと医師は強い視線を彼女の背中に浴びせた。

彼女はただ夫を見つめていた。チューブの中に埋もれる夫を、深海生物のような呼吸をする、機械につなげられていないと生きていけない夫を……。

「もう、いいんだよ」と夫が笑いかけてくれているような気がした。

額が冷たくなり、頬が強ばり、冷たいはずなのに目頭からあふれるように出てくる涙は熱く頬を伝い、床へぽたぽたと音を立てて流れた。見られている。自分の背中に何者かの視線を感じる。きっとこの人が私を見ているんだ。あの人が好きだった笑い顔を作らなくっちゃ……そう思うと彼女は目を固く閉じ、大きくうなずくと医師の方へ向き直った。

「先生におまかせします」

そしてそれから二日が過ぎた。今日、夫の命をつなぎ止めている装置のスイッチが切られる。夫の命が消えてなくなる予定が二日前に立てられ、それ以来まわりではその予定を消化するための作業がベッドのまわりで行われてきた。もう何か月も見慣れた部屋。妻はその部屋を見渡した。夫の両側には医療器械が足の踏み場もないほどに雑然と並んでいる。

「今日が最後……この人がこの世から消えてなくなる」彼女はそう思うと、握っている夫の手を強く握った。自分の心に焼き付けるかのように、その手を強く強く握った。

柔らかないつもの安らぎをあたえてくれる何かわからないものが男の手を強く握った。いつもなら、ここから静かな眠りが男を待っているはずだったが……暗闇は細いナイロンロープのように男の首を締めつけた。もし、男が話せたとしても、この苦しみは決して言葉では語ることができないだろう。男はもがいた。苦しんだ。深海の生物が呼吸をするための水を失ったかのように……。のどが焼けるように痛い。歯茎がひりひりとする。男にとってその痛みがもたらされている場所が喉というのか歯茎というのかはわからなかったし、苦痛という言葉もわからないだろう。細切れな呼吸が続く。なんとか空気を求めようと肺が必死に空をつかむように動く。

「苦しい……」「苦しい……」自分の手に触れているものが、どんどんと力を増していく。「もっと、強く。もっと強く握ってくれ！」男がそう哀願するとその手は強く男の手を握った。その力が増したと同時に、暗闇の中に鮮やかな光の虫たちが花火のように一瞬飛び交った。そして、いきなり男に静かさが訪れ、いままで暗闇しか存在しなかった自分の視界の中に一人の女の顔が現れた。

「愛しているよ」男の口から言葉が漏れた。決してそれは言葉というものではなかったかもしれない。しかし、男にはその言葉の意味が十分にわかっていた。

細切れで苦しそうな呼吸が終わると夫は静かで安らかな顔になった。目尻にはまるであふれるかのような涙がこぼれだした。

青白い画面を見つめていた若い医師は「よろしいでしょうか」と妻を追い立てるように言うと、機材で埋まった足場を自分のために確保した。


男の手を握っていた手が急に放れると、不快な冷たい手が男の手に触れ、そして自分のまぶたを無理矢理こじ開け、まぶしい光を男の目に入れた。それが、男にとって「触る」という最後の記憶になった。そして、男がもっと見たかった女の顔をかき消すと怪訝《けげん》そうな顔をした若い男の顔が一瞬男の視界に入った。それが男の「見る」という最後の記憶になった。そして、その不快な手を持った男が、ぶくぶくとしたくぐもった声で「ご臨終です」と言うのが聞こえた。それが男にとって「聞く」という最後の記憶になった。


「どうしてなんだ!」

男は消えてしまおうとする意識の中でそう呟くと暗闇に落ちていった。

全ての支払いを済ませた妻は小さな鞄を一つだけもって、病院を後にした。白い建物をかすめるように月明かりに照らされた青白い雲が飛んでいた。風の冷たさに彼女が身震いすると、綺麗にまとめてあった髪が幾筋かの冷たい固まりになって彼女の額にだらしなく垂れた。しかし、もう、彼女の髪をなでるように元に戻してくれる温かな手はなかった。

（追記）
科学医学資料研究第288号に脳死患者に意識がある可能性を説く論文が掲載されている。また、視床下部の細胞が生きていれば低レベルであるが意識が存在する可能性を否定しないとする意見も各権威によって現在主張されている。

終章　医師への手紙

医師への手紙

自分のために生きているのだろうか、ひょっとしたら自分以外の人間のために生きているのではないだろうかと自分の心に聞いてほしいと思う。

私は医師という職業を選択した人々、そしてこれから選択しようとする人々に、そんな質問を投げかけようと思う。

あなたたちはいったい誰のために生きているのだろうか。ここで私はあなた方から「患者さんのため」などという言葉が返ってくるのを期待していない。職業人としてではなく、人間として自分を大切にしているのかどうかを聞いている。難しい質問ではないと思う。一般の人々に同じ質問をしたならば「自分が大切にしているのは家族と自分である」と答えるだろう。もちろん医師という職業をしているあなた方も多くの場合、「自分や家族が大事」と答えるだろう。それが人間の感情であるだろうし、自然な状態での欲求というものであると思う。ところがあなた方の職業は、その欲求を満たしているだろうか。思い出してほしい。あの助手たちの嫌らしいイジメを受けた過酷な研修医の時代を……。あの時代、あなた方は自分の憤りや疑問を押さえ込まれ、組織のために生きる人間として教育されたのではないだろうか。

「組織に忠実に生きることができる人間こそ優秀」だと、それこそ家族や自分を振り返る時間がないほどに働き、そして、その組織を登りつめれば上り詰めるほどに責任を取らなくても良いという日本独自の幻想を見せられながら、できればそのような役職にまで登りつめたいと考え出すようになっているのではないだろうか。もし、そんなことを信じているならば、まったく、ばかばかしい話だ。人間らしいとは責任を取らなくとも良いということなのか。一生懸命に働き、えらくなって、責任を取らなくてもいい。そうなれば余裕が生まれて人間らしく家族や自分を愛せる人間になれるというのだろうか。そんなバカなことはないはずだ。あなたは生まれたときから人間であったはずだ。

世の中は大きく変わってきている。そのことは毎朝あなたの家に届く新聞を見ればわかるだろう。多くの医療過誤の告発、これはどうして起こっているのだろうか。自分の権利に目覚めた人々が、自身に不利益を与えた人間に対してそれに見合うだけの代償を払わせようとしているのである。あなたのまわりを見回してほしい、そして、あなたが周囲より年輩者と見られているならば昔と今を比較してほしい。もし、あなたが周囲の人から若いといわれているならば年輩の人に昔話を聞いてほしい。いま、あなたの目の前で起きている医療過誤を巡る争いは年輩者の思い出や昔話にあっただろうか。

「生と死を決めるもの」「病を癒すもの」思い出話に出てくるこういった言葉が表すあなた方の権威はあなた方が思う以上に崩壊している。患者や家族を医療事故によって亡くした家族たちの中には、既にそのようなものは消え失せている。もちろん、こういったものが消えていった理由は、あなた方が自分の胸に手を当てればわかるはずである。そして医療事故を起こされていない人々の心の中からも、あなた方の権威は消えようとしている。長期入院をしている患者さん、手術を控えた患者さんの家族から時折、あなたがたの専門用語でいうゲシェンク（おくりもの：礼金）が渡されることがあるが、ひょっとするとあなたはその礼金を患者さんやその家族が感謝して渡していると思っているかもしれない。もし、あなたがそのような幻想を見ているのならばここであなたを空想の世界から現実の世界へ引き戻してやろう。彼らはゲシェンクを渡すときにこう考えている。「どうかまともな治療をしてください」と……。そして、ゲシェンクを渡したのに殺されたならば最大級の怒りをもってあなたを告発する。感謝の気持ちで渡しているのならば訴えることもないだろう。冷静に考えればわかるだろう。これからは危険性の伴う患者さんから、そのようなものをもらうのは避けたほうがよいのではないだろうか。

ここで、ゲシェンクを平気で受け取っている医師たちを世間はどのように見ているか補足する。

多くの人々はこう見ている。「汚い金をもらう薄汚い奴だ」と。汚い金とは賄賂。賄賂とは金で融通を聞く人間がもらう金である。薄汚い奴とは賄賂を受け取る人間つまり、ここではゲシェンクを平気で受け取る医師のことである。ここであなたが人から人間らしく見てもらうための助言を与えようと思う。

相手がどれだけ丁寧に頭を下げようとも、あなたに決められた金銭以上のものを個人的に支払おうとするとき、その人はあなたを薄汚い人間だと思っている。もし、あなたがそこでゲシェンクをとれば、そこであなたは薄汚い人間としてその人の心に残る。もし、人間らしく思ってもらいたいならばゲシェンクは受け取ってはいけないだろう。

あなた方、特に若い医師にとってはその過酷な勤務と医局の作り出す不安定な就労状態から考えれば、ゲシェンクをもらうのは金銭で労働の対価をもらうという労働の原則からすれば一見当たり前のように思うかもしれない。しかし、現状のような悪代官が袖の下をもらうような方法で収入を得て良いのだろうか。どうしてあなたたちは正当な報酬を得るようなシステムを作ろうとしないのだろうか。自分の仕事をよく見てほしい。あなたは本当に患者のための労働をしているだろうか。ほとんどが組織の雑用だというのが実際の所ではないだろうか。よく考えてほしい。あなた方の労働は、無駄な組織のための奉公を抜きにすればもっと楽なものになるのではないか。自分のための労働をもう一度考え、そしてその労働の対価を得るようなシステムをあなた方は作らなければならないのではないだろうか。

善良な人々、良識のある人々と呼ばれる人々、たぶんあなたたちは、自分たちがそのように呼ばれるべき世界の住人だと思っているかもしれないが、そのような良識ある人々が不正な金の中に自分の身を置くだろうか。いい加減に目を覚まし、自分たちがどうしてそのような不正な金の中に身を置いているのかを考えれば、あなたたちが組織の建前の犠牲になっていることが見えてくるはずである。

組織のために教育され、組織のために生きていく。それが先輩たちが聞かせてくれたような昔話の世界ならば、自分の身を組織が守ることもできたであろう。しかし、今、そのような権威は消え失せ、あなたが組織のために医療事故を起こしてしまったときに組織はあなた方を守るどころか、あなたを冷酷に切り捨てるだろう。過酷な勤務をこなし、フラフラになりながら現場についていたあなたをである。もし、あなたが中産階級の普通のサラリーマンの家に生まれたならば、あなたは親御さんに迷惑をかけまいとフラフラになりながら国立大学の医学部をめざしたのかもしれない。そうならば、どうしてあなたはフラフラな人生を送りながらそれでも組織のために生きようとするのだろうか。フラフラにされたうえに守ってもくれない。そして他の職業が選べないようにされながら……。わたしは時折このように思う。ひょっとすると医療過誤の最大の被害者は、あなた方医師ではないだろうかと。

あなたもいつかは死を迎える。その時にあなたの目の前にいるのがフラフラな医師であり、漠然とミスを犯しても組織が助けてくれるのではないだろうかと考えている医師ならば……。こういった確率が非常に高いということをあなたは知っていると思う。

そのような医師に出会ったとき、ひょっとするとあなた方は安らぎをもって死ねないばかりか、とてつもない苦しみを受けるかもしれない。あなた方が何も知らない人間ならば、その苦しみもまだ救いようがあろう。しかし、あなたは全てを知っているはずである。疲れた医師がどのような状態であなたを診るか……「憎しみ」そんな感情が湧き起こるかも知れない。その憎しみこそ不当に苦しめられ死んでいく人々が医師を目の前にしたときの感情である。

あなたの断末魔に訪れるだろうその憎しみの感情に、私は一切の憐れみを感じない。あなたが今手にしている本はいったいなんだ！　医療過誤のことについて書いた本である。この本はどのように患者が苦しまなければいけないかを探求した本である。そして、その元凶が日本のいい加減な医療システムであると断罪している本である。ここにあなたが憎しみを向けるべきものが書かれている。あなたが人生の最後に受ける苦しみは、ひょっとするとあなたを看取ろうとする医師かもしれない。だが、あなたに本当に苦しみを与えているのは医療という組織であり、その組織を支えたあなた方自身であるはずだ。もし、不幸にもあなたの断末魔に憎しみが湧こうともそれは自業自得だと思うべきだろう。

ここで、断末魔に憎しみが起きない人々にも私の呪いを与えよう。

あなたがこの世に別れを告げようとするとき、それが大変穏やかな老衰のようなものであろうとこの呪いは必ず思い出してほしい。あなたは多くの人に苦しみのある死を与えた組織を支えた人間であるということを……。

人は死の瞬間に多くの夢を瞬間的に見るらしい。「家族に囲まれ木漏れ陽の中で談笑する」、だれしもがそんな最後の夢を見ながらこの世を去りたいものである。しかし、あなたは多くの人に苦しみを与えた罪人である。最後の瞬間にあなたが見るべき夢はミイラのようになり、最後まで苦しんだ人々やノドから血を吐くまで叫び声をあげて死んだ人々があなたを憎みながら地獄に引き込もうとする夢でなければならない。死後の世界などというものはないかもしれないから、あなたが地獄に行くこともないかもしれない。しかし、あなたの記憶の最後はその夢で締めくくられる。「そんなバカな」とののしる人がいるならばののしればいい。だが、あなたがこの本を読んだ以上、あなたの記憶のどこかにこの呪いは残る。そして、この呪いはあなたの記憶に残る。この呪いは医師にだけかけられた呪いではない。看護、製薬、機器すべての医療関係者にかける呪いである。

ばかげた話だ。こんな呪いをかけるなんて……。もし、少しでも恐怖感を持った人がいるならば、その人は現状の自分と医療に問題意識を持っている人だろう。そんな人にここから先は読み進んでほしい。

「いったいどうすればいいんだよ」。読み進めてくれている人はひょっとすれば私にそう問いかけてくれているかもしれない。その問いに私は完全に答えることはできない。なぜならば、全ての解決のための手段はあなたがすでにもっているのだから……。私が言えること、私があなたの力になれること。それは私の意見にしか過ぎないが聞いてほしい。
あなたは人間だろうか。生物学的なことを私はいっているのではないことはわかると思う。何度もいうが、私はあなたが自分のために生きている人間かどうかを問うている。
子どもたちとの語らい、恋人との暖かい時間、それぞれの日常がある。だが、その人間らしい姿は愛する人の前のみでの姿ではないだろうか。数十万の人間を虐殺したドイツの戦犯たちもそんな日常を持った人々だった。そして職業としてユダヤ教徒やロマ人を殺し続けてきた。彼らは戦犯として処刑されたが、失われた命が彼らの命と引き替えになろうはずもない。このドイツの戦争犯罪に関する本の中に、このようなことが書いてあった。

「彼ら多くの戦犯は家に戻れば愛すべき人を愛する普通の人々だった。彼らがあのような犯罪を起こしたのは職業としてその職業を与えられたからである」

まったく私も同意見である。この本を読む医師であるあなたは、どこかで過誤を犯した人間、あるいは組織ぐるみでその犯罪を隠蔽した人間であるかもしれない。そのような人ならば罪を犯したという意識もどこかにあるだろう。しかし、組織というものの体面を保つために、それをいつか正当化してしまい忘れ去ろうとしている。罪を犯せば反省して罪を償う。これが過ちを改め、明日につなげる大きな原動力なのではないだろうか。もし、あなたが人間として自分あるいは組織の犯罪を見つめていたら、それが可能だったのではないだろうか。では、実際はどうだろうか。あなたはその罪を見つめてこなかったのではないだろうか。その結果が今の医療不信につながっている。あなたが過誤を犯した人ならばよく考えてほしい。その罪はあなただけが犯した罪だろうか。違うはずである。あなたにも罪がある。しかし同様にあなたの所属する組織にも罪はあるはずである。あなたが訴えられるならば、あなたはあなたの組織を告発しなければならないはずだ。

患者さんが死んだのに涙も流れない。それは別に良いと思う。、職業に必要以上に感情を持ち込む必要はないだろう。だが、自分の職業が担っている重い責任には誇りを持つべきだろう。そして、そこで起きてしまったミスに関しては、個人として罪の意識を持つべきだろう。誇りとは個人として責任を持つということのはずである。いまのあなた方にその誇りがあるだろうか。いかにして責任を軽減するかに議論の焦点を当てていないだろうか。そして組織のためだと自分を言い聞かせながら、「私は間違ったことをしていない」とミスを犯したにもかかわらず言っていないだろうか。また、医学の進歩のためだと自分に言い聞かせているのではないだろうか(反省のない進歩などあるだろうか)。そのような職業に誇りなど存在しない。

間違ったことを間違っていないということ……これを一般社会ではウソと呼ぶ。

自分の過ちを反省もせずに抗弁すること……これを一般社会では言い訳と呼ぶ。

ウソを言い、言い訳を言う。それが、あなたの住んでいる社会の実情ではないのか。

あなた方がそうなってしまったのは、一般社会の人々も悪かったのだと思う。「医師はミスを犯さない」、まるであなた方を神のように思い、あなた方はミスを犯さない、ウソをつかないと信じ、国民が最終的な決定権を持つ法の中に、あなた方がミスをしウソをついた場合の対処を盛り込んでこなかったのだから……。

人間として生まれながら、ミスをしないウソをつかないという、まるで神のような前提を与えてしまい、ミスをしないフリ、ウソをつかないフリをしながら生きていくことをあなたがたに強要し、その結果とんでもない医療文化をこの国に創ってしまった。例えば、患者を殺すのは医療技術の進化のために必要だとする詭弁。作業を誤り殺してしまった、そして相手はそのことに気がついていないばかりか、その治療に感謝して、「ありがとうございます」というような状況で、それが明日のための医療技術につながり、医師の経験になるというのだろうか。それとも反省をしないでいいということを学習するのか！

最後に……

あなた方はこのままいけば組織に使われるだけ使われ間違いを起こせば、組織はあなたをかばわずにあなただけに罰が下される。その罰は司直の手によって行われるのではない。あなたの記憶が閉じられるときに現れる人々によって下される。

患者への手紙

恐怖を隠す。人前で感情をあらわにしない。私たちはそのような作法を親たちから教えこまれてきた。日本人の美意識としてこのような作法はこの国で息づいてきた。しかし、それは貧しさを埋めるものとして、あるいは大きな力を持った人間や自然からの災いに身を酷した時に有効なものだった。受け身、自己完結の美学（癒し）といっても良いだろう。しかし、現在の日本でそのようなものが必要だろうか……。

それが実際に我々の手にあるかどうかを別にしてこの国は民主主義という制度で動いていることになっている。分けあいを必要とするほどの貧しさもない。では、いったいどうして人前で感情を露わにしてはいけないのだろうか……。我慢するために感情を押し殺していた。ひょっとすると我々は自分でも知らぬうちに誰かのために我慢をさせられているのではないだろうか……。

建前では我々は平等に扱われる人格を持った個人であるはずだ。だが、実際には力を持った人間を目の前にしたときに必要以上に卑屈になり、屈服した犬のような表情を顔に浮かべる。個人間のつきあいで生じる力関係でこのようなことが、それぞれの日常生活のなかで存在するかもしれない。しかし日常を重ねたわけでもないのに相手がなんらかの職業についているというだけで無条件に屈服してしまう場合がある。このような状態になるのは力の関係がしっかりと埋め込まれ御主人と家来の関係が出来上がっている時のみだろう。

思い浮かべる必要もないだろうと思うが、そういった職業の一つが医師である。

我々は仔犬のように医師の前で服従を誓い、腹を見せ「恐ろしい」「苦しい」という人間としてあたりまえの感情表現を行わない。言われるがままになり、相手に自分を自由にする力を与えてきた。いったい、どれだけの歳月このようなことを続けてきたのか、今ではあまりにも自然な姿。

自分たちの主張をしっかりと行ってきた者が、時代と時代の間を流れる文化の主人公となる。「苦しい」「恐い」という医療にとって基本となる主張がかき消され、今では自分たちの主張をしっかりと行ってきた者たちのものになった。

当事者として強い犬ににらまれる仔犬の如く卑屈になるのは、それぞれの個人の自由である。だが、この関係は相続され次の世代に引き渡される。

文化とはある意味で時代をまたぐ装置のようなものであると言っても良いかもしれない。一度なんらかの仕組みが仕込まれると、次にどのような人間が受け取ろうと同じように動作する。私たちがそれぞれの時間を生きるとき、絶えず自分の人生の経験が未来に引き渡され文化を紡ぐなどと考えながら生きるということは実質的に不可能であろう。しかし、私たちが正直に

「苦痛」や「恐怖」を口にするのは難しいことではないのではないだろうか。恐怖や苦痛をカーペットの下に汚いもののように掃き隠すのではなく、ありのままの姿で人に伝える。それが文化に参加するということではないだろうか。

そう！　私たちは今まで嘘を人に伝え相続させてきたのである。あたかも腐ったリンゴをデコレーションケーキのようにゴテゴテに飾りたてて……。そして受け取った人々は安心して腐ったリンゴを口にして苦悶している。

病院に行き漠然と感じている不信感と違和感。そういうものをこの本を読み終えて想い起こされている方もおられるかもしれない。それこそ私たちが隠し続けた恐怖であるのではないだろうか。

恐怖を！　死の恐怖！　不信の恐怖！　病の苦痛と医者への復讐を口にしなさい。その時に私たちの医療文化が始まる。

[著者紹介]
氷川　剛（ひかわ・つよし）
1962年生まれ。愛知県在住。
市民の医療情報理解を深めるためのグループ
「メディカル・リテラシー」代表。
メールマガジン「野良猫ジャーナル」編集長。
tuyoshi_hikawa@yahoo.co.jp
http://www.geocities.co.jp/WallStreet/4041/

医者に復讐せよ！

2003年6月10日　第1刷発行　　（定価はカバーに表示してあります）

著　者　　氷川　剛
発行者　　稲垣　喜代志

発行所　名古屋市中区上前津2-9-14　久野ビル
振替00880-5-5616　電話052-331-0008　風媒社

乱丁・落丁本はお取り替えいたします。
ISBN4-8331-1062-8

＊印刷・製本／チューエツ
＊装幀／田端昌良